KB196557

강순남의 사람을 살리는 자연밥상

강순남의 사람을 살리는
자연밥상

초판 1쇄 인쇄_ 2024년 11월 25일 | **초판 1쇄 발행_** 2024년 11월 30일
지은이_ 강순남 | **펴낸이_** 오광수 외 1인 | **펴낸곳_** 주변인의길
디자인_ 윤영화
주소_ 서울시 용산구 한강대로 76길 11-12 5층 501호
전화_ 02)2681-2832 | **팩스_** 02)943-0935 | **출판등록_** 제2016-000037호
E-mail_ jinsungok@empas.com
ISBN_ 978-89-93536-75-1 03510

강순남 지음

강순남의 사람을 살리는
자연밥상

"음식이 곧 생명이다"
동의보감 이후 신토불이 자연건강법을
소개하는 체질음식의 결정판!

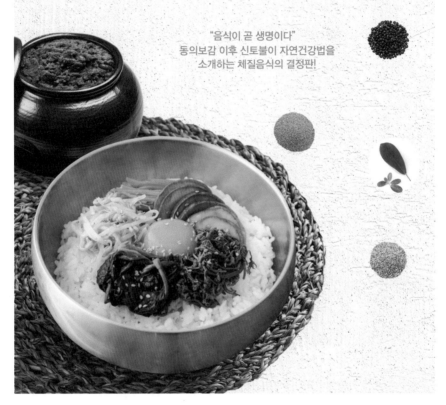

주변인의길

이 책과 함께하는 사람들에게

내가 살고 있는 양평 자연생활관에 전국 곳곳에서 참으로 많은 사람들이 단식체험을 위해 오고간다. 우리 집을 찾아오는 사람들에게 내가 할 수 있는 것들은 그리 많지가 않다. 하지만 그들과 함께 단식하고 자연과 사람을 느끼는 것만으로도 나는 행복하다.

생로병사(生老病死)의 해결책이나 치료방법은 따로 있는 것이 아니다. 우리가 살아가는 오늘 이 시간, 즉 변함없는 생활을 하고 있는 그 자체가 건강을 지켜가는 것이다.

자연 속에 서식하는 모든 동물들에게는 병이라는 것이 없다. 치명적인 전염병이 아니고 서야 병으로 시달리며 죽어 가는 동물은 없다. 그런데 왜 인간은 질병에 시달려야 할까.

독일의 문호 괴테가 '병은 사람이 자연에서 멀어질수록 가까워지고 자연에 가까워질수록 멀어진다'고 말했듯이 현대의 병은 사람이 자연을 멀리하고 파괴함으로써 초래된 것이다.

질병은 의술이나 약으로 치유되는 것이 아니라 인체 스스로의 치유력 또는 자연요법

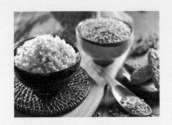 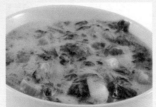 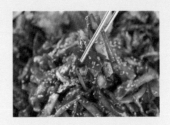

에 의해 치료된다. 나는 향토생활관 뒷마당에 장독대를 만들고 오랜 세월을 간장, 된장, 고추장을 직접 담그고 있는데 그러한 장독대만도 무려 100여 개가 된다. 그리하여 명약이나 병원은 따로 있는 것이 아니며 먹을거리가 곧 치료법이요 건강법이 된다는 것을 알리고자 애썼다.

이 책에서는 현대의 생활 속에서 실천할 수 있는 자연건강법을 우리들과 가장 친숙한 식생활들의 음식들로 재구성하였다. 지금으로부터 10년 전에 나는 이미 이 책을 출간한 바 있다.

그때는 운동요법과 성인요법 등을 음식과 분리해서 1, 2부로 나누었는데, 시대가 흐르고 바뀐 만큼 독자들의 건강에 대한 정보나 인식도 많이 변하고 바뀌었으리라.

내가 제공하는 먹을거리만큼은 우리나라 최고의 음식들이라 자부했지만 막상 책으로 펴내려니 부족한 점이 많았다. 독자들의 편의와 편집의 미(美)를 살리기 위해 출판사에서 나름대로 포함시킨 내용도 더러 있다. 나를 스쳐간 수많은 환우들은 잘 이해할 수 있

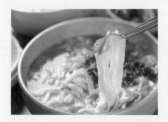 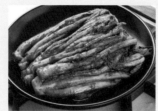 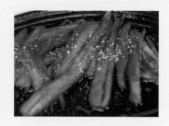

을 것이라 믿는다.

끝으로 미흡한 원고들과 사진을 다듬어 완전개정판으로 다시 세상에 내주신 도서출판 주변인의길 대표님과 편집팀에게 감사한다.

세상 모든 이의 가정과 그 이웃하는 사람들에게 작은 힘이라도 됐으면 좋겠다.

양평 자연생활관에서 강순남

CONTENTS

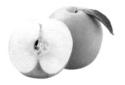

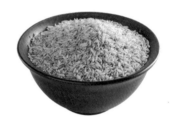
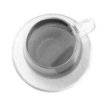

PART 2 자연건강법을 위한 식품

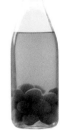

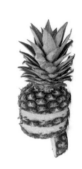

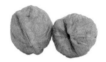

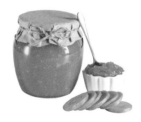

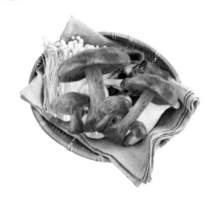

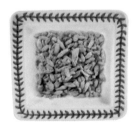

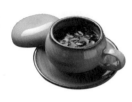
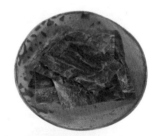

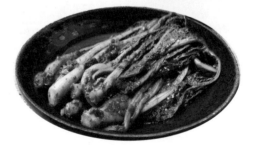

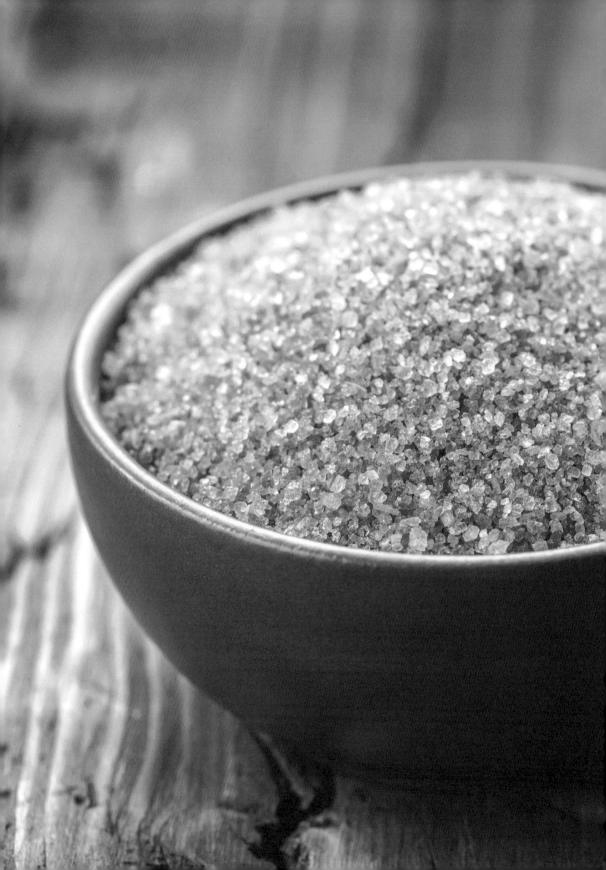

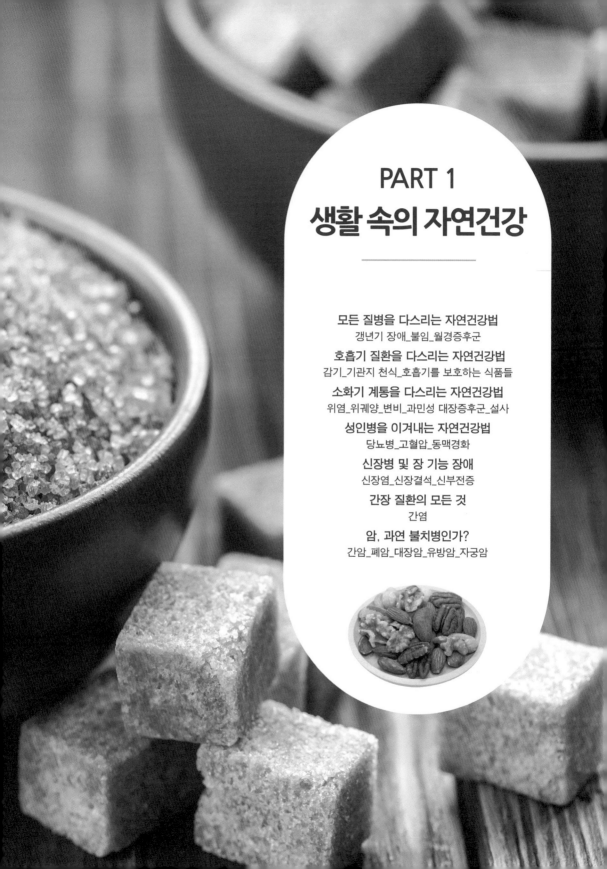

PART 1
생활 속의 자연건강

모든 질병을 다스리는 자연건강법

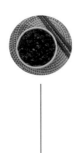

즐거운 식생활은 자연식 먹을거리로

나이가 들면 몸의 소화 흡수 기능이 떨어지고 이에 따른 여러 가지 증상들이 신체적으로 나타나기 시작한다. 여성들에게서 나타나는 대표적인 증상들로 갱년기 장애, 불임, 월경 증후군 등을 들 수 있는데, 이런 증상들은 식생활의 조절만으로도 충분히 예방, 치료할 수 있다. 병원을 가지 않아도 치료할 수 있는 자연식 먹을거리는 그래서 더욱 중요하다. 즐겁게 먹으면서 건강을 지키는 자연건강법은 최근 각종 질환을 치료하는 새로운 건강요법이다.

갱년기 장애

갱년기란 우리의 몸이 성숙기에서 노년기로 접어드는 시기로, 여성의 경우 난소의 기능이 상실되는 45~55세 정도의 기간을 말한다. 이 시기에는 여성 호르몬에 많은 변화가 일어나는데, 보통 폐경을 전후한 10년 동안 에스트로겐 호르몬의 분비가 감소된다.

이러한 갱년기 장애는 호르몬 분비의 변화에서부터 시작되어 몇 년씩 불쾌한 증세가 계속된다. 이때부터 기억력이 떨어지고 두통과 불면증 등의 괴로움에 시달리게 된다.

갱년기 초기 증상은 얼굴과 앞가슴이 화끈거리는 발열감, 식은 땀, 불면증 등을 말하며, 이것은 보통 폐경되기 1~2년 전에 나타난다.

폐경 후 심각한 것은 골다공증인데, 이것은 에스트로겐 분비 감소로 인해 골조직에서 칼슘 성분이 유출되어 대퇴골 골반이 골절되기 쉬운 상태를 말한다. 운동량이 적은 여성이나 음주, 흡연을 하는 여성은 특히 조심해야 한다.

물론 갱년기에 있어 남자의 경우도 예외는 아니다.

혈액내로 내분비물을 공급하는 고환이 노쇠하여 그 기능이 감소한다. 이러한 현상은 꼭 성적인 능력 저하만이 아니라 피로감, 소화 장애 등을 일으키거나 목이 자주 마르며 화장실을 수없이 가는 빈뇨현상을 일으킬 수도 있다. 정신적으로는 집중력이 떨어지고 우울증이 생길 수도 있다.

알아두면 좋아요!

콩이 유방암을 억제한다
갱년기에 나타나는 여러 가지 증상들을 치료하기 위한 에스트로겐 호르몬제는 갱년기 장애를 예방하는 데 큰 효과가 있지만 유방암 발생을 촉진시킨다는 결정적인 약점을 가지고 있다. 콩에는 유방암 발생을 억제하는 데 탁월한 효력을 가진 제니스타인이 풍부하게 함유돼 있기 때문에 호르몬제를 섭취할 경우 콩을 꼭 함께 먹는 것이 좋다.

치료와 예방

갱년기 증세는 45~55세에 나타나는 자연스런 증세라고 할 수 있지만 고통스럽고 불편한 것이 사실이므로, 될 수 있으면 증세를 완화시켜 현명하게 넘기는 것이 좋다.

식단을 짤 때는 신경을 안정시키는 비타민 B군이나 칼슘, 혈액순환을 좋게 하는 비타민 E를 충분히 섭취할 수 있게 하고 평소에 충분한 수면과 적당한 운동을 하면 좋다.

그렇다면 갱년기 장애를 극복하는 음식에는 어떠한 것들이 있을까?

갱년기 장애에 좋은 음식

두릅회나물

상큼한 맛과 향긋한 향이 좋아 반찬으로 자주 쓰이는 두릅은 입맛을 돋우는 데 만점이다. 쓴 맛을 나게 하는 사포닌 성분이 있어 혈액순환을 도와줘 피로회복에 좋다. 또한 비타민 C가 풍부하고 칼슘도 들어 있어 갱년기 장애로 오는 여러 증세를 예방하는 데 효과적이다. 보통 두릅은 살짝 데쳐서 초고추장에 무치거나 찍어 먹는데, 이때 고추장에 식초를 넣으면 매운맛이 덜하고 비타민 C의 분해를 방지하기도 한다. 이밖에 밀가루를 입혀 튀기기도 하고 김치를 담그기도 한다.

재료

두릅 300g, 볶은소금, 고추장 3큰술, 감초물 1큰술, 파, 마늘 다진 것,

알아두면
좋아요!

호두조림
표고버섯을 양념하여 볶아낸다.
냄비에 호두를 넣고 볶다가 표고를 넣고 물, 간장, 비정제설탕, 오곡조청을 넣어 은근한 불에 조린다.

* 큰술(테이블스푼, tbsp, 약 15㎖)
* 작은술(티스푼, tsp, 약 5㎖)

19

식초 1큰술, 깨소금 약간

만드는 방법
① 깨끗이 손질한 두릅을 끓는 소금물에 데쳐 찬물에 헹군다. 굵은 밑둥에는 칼집을 넣어둔다.
② 볶은소금, 고추장, 감초 물, 파, 마늘, 깨소금 등을 넣고 무친 후 식초를 넣어 마무리한다.

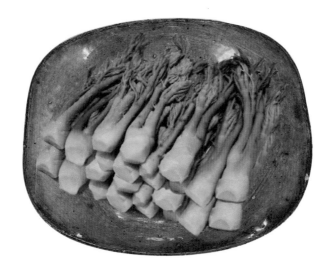

콩 영양떡

여성 호르몬과 유사한 기능을 가진 콩은 폐경기 증상을 없애기 위한 대표적인 자연식품이다.

콩에는 식물성 에스트로겐의 일종인 이소플라본이 함유되어 있어 갱년기 증상 외에 심혈관 질환 예방에도 좋다.

재료
현미 8kg, 콩 3되, 커피팥 2.5되, 껍질 벗긴 동부

만드는 방법

① 현미와 콩을 하룻밤 물에 담가 불린다.

② 불은 콩에 찬물을 부어가며 비벼 껍질을 다 벗겨 낸다.

③ 팥은 삶아서 식혀둔다.(방앗간에서 쪄 주기도 한다)

④ 불린 현미를 빻아서 체에 내린 다음 콩을 넣는다. 물을 조금 넣어 골고
루 섞은 다음 다시 한번 곱게 내려 비정제설탕 1kg을 섞어 체로 친다.

⑤ 시루에 가루와 팥을 켜켜로 앉혀 익힌다.

알아두면
좋아요!

콩 영양떡
현미 찹쌀, 찰수수, 기장,
검정콩, 팥 등을 섞어서 해
도 별미이며 땅콩을 넣으면
설탕을 섞지 않아도 고소하
고 맛도 좋다

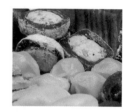

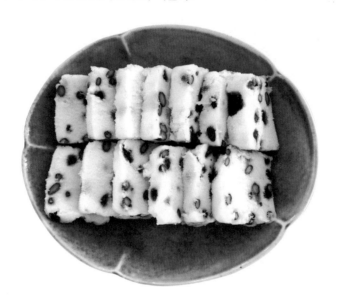

두부조림

재료

두부 1모, 녹말가루 1큰술, 된장 1큰술, 청주 1큰술, 조청 1큰술,
고추장, 후춧가루, 생강즙, 씨앗기름

만드는 방법

① 두부를 4등분하여 물기를 뺀다.

② 녹말가루가 촉촉이 배어들게 해서 160°C의 기름에 튀겨낸다.

③ 팬에 된장, 고추장, 청주, 생강즙, 후춧가루, 씨앗기름, 조청을 넣고 끓여 걸쭉하게 되었을 때 튀긴 두부를 넣어 은근한 불에 조린다.

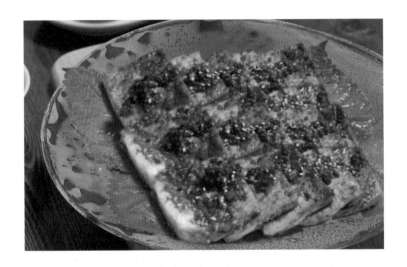

고수 · 시금치 생채

　시장에서 흔히 보기 힘든 고수 나물은 향이 진하기 때문에 처음 맛보는 사람은 역겹다고 느끼기 쉽지만 상추와 섞어서 겉절이를 하면 맛이 썩 잘 어울리는 채소다. 다른 여러 채소와 함께 쌈을 싸먹거나 전을 부쳐먹기도 한다. 시금치는 신경을 안정시키고 두통을 가라앉힌다. 폐경 전후의 여성은 여성호르몬의 분비량이 갑자기 줄어들어 뼈의 성장이 나빠지기 때문에 특히 칼슘 섭취에 신경을 써야한다. 시금치에는 녹황색 채소 중에서도 칼슘 함유량이 많아 갱년기 장애에 의한 고혈압이나 두통, 현기증 변비에 아주 좋다.

재료

고수 100g, 시금치 50g, 간장, 참기름, 깨소금

만드는 방법

① 깨끗이 씻은 고수와 시금치를 먹기 좋은 크기로 뜯어 놓는다.
② 간장, 참기름, 깨소금을 넣고 버무려 상에 낸다.

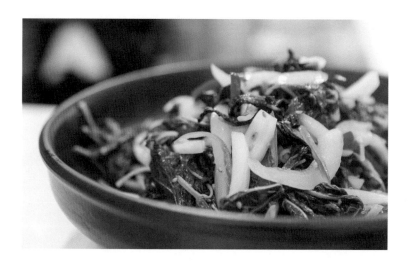

갓 뿌리 · 배추뿌리 생나물

갓 뿌리의 매콤한 향미와 배추뿌리의 고소한 맛이 잘 어울리는 별미나물이며 혈액
순환을 촉진하는 비타민 B, E가 풍부하다.

재료

갓 뿌리 500g, 배추뿌리 500g, 볶은소금 20g, 식초 40g,
감초 달인 물 조금, 비정제설탕 5g, 통깨 5g

만드는 방법

① 배추와 갓의 굵은 뿌리를 골라 껍질을 긁어버리고 가늘게 채 썬다.

② 식초를 고루 섞은 다음 뚜껑을 덮고 30~40°C 정도의 따뜻한 곳에서 하루쯤 삭힌다.

③ 볶은소금, 감초 달인 물, 황설탕, 통깨를 넣고 무친다.

알아두면 좋아요!

배추뿌리차
배추뿌리를 깨끗이 씻어 생강과 비정제설탕을 함께 넣어 차를 만들어 마시면 환절기 감기에 효과적이다.

결명자차

결명자는 신진대사와 혈액순환을 도와 차로 달여 꾸준히 마시면 건강을 유지하는 데 큰 효과가 있다. 이질풀은 풀 전체를 약으로도 쓰는데 풍을 풀고 피가 잘 돌게 하며 해독작용이 있다. 또한 온 몸이 쑤시고 아프거나 손발의 감각이 없어졌을 때 좋다. 결명자와 이질풀을 달여 만든 결명자 차는 특히 어깨가 결리고 현기증이 나며 귀가 울리는 이명 현상이 있을 때 효과를 본다.

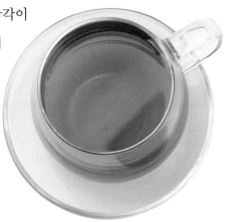

연근전

연근은 뿌리 채소로는 드물게 비타민 C가 풍부하다. 100g 중에 레몬 1개와 맞먹는 55mg의 비타민 C가 들어 있어 1일 필요량을 효율적으로 섭취할 수 있다.

따라서 스트레스를 많이 받는 사람에게 안성맞춤이다.

재료

연근, 당근 1/2개, 풋고추, 통밀가루, 표고버섯, 소금, 후추

만드는 방법

① 연근은 쓴 물을 우려낸 후 강판에 갈아 놓는다.

② 당근, 풋고추, 표고버섯은 가늘게 채 썰어 놓는다.

③ ①에 ②를 넣고 밀가루로 반죽해서 소금, 후추로 간을 한다.

④ 넓게 부쳐서 썬다.

연근조림

연근은 굵은 것으로 골라 깨끗이 씻어 도톰하게 썬다. 쌀뜨물에 담가 두었다가 건져서 진간장을 넣고 조린다.(볶은소금을 넣어도 된다). 간장이 잦아들면 오곡조청과 유자청을 넣어 향을 낸다.

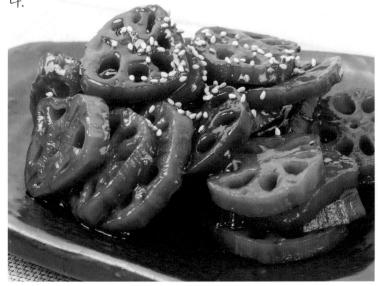

알아두면 좋아요!

연근생즙이나 연근

연근은 신경의 흥분을 진정시키고 말초혈관의 혈액순환을 좋게 하는 작용을 하기 때문에 갱년기 장애에 효과를 본다.

또한 연근에 들어 있는 타닌 성분은 지혈 효과가 있어 갱년기 월경불순이나 정신불안에 좋다.

연근을 강판에 갈아 마시면 좋다. 폐경기의 부정출혈에는 연근생즙에 소금을 넣어 마시면 더욱 좋다.

과일과 견과류

과일과 견과류에는 혈중 에스트로겐의 양을 늘리는 무기질 영양소인 보론(붕소)이 풍부하게 들어 있다.

보론은 과일에 많고 특히 사과, 배, 포도, 대추, 건포도, 복숭아 등에 많다. 콩류 중에는 대두, 아몬드, 땅콩, 헤이즐넛 등과 꿀에 많다. 하루에 2개의 사과와 100g의 땅콩을 먹으면 에스트로겐의 활성을 높일 수 있는 충분한 보론을 섭취할 수 있다.

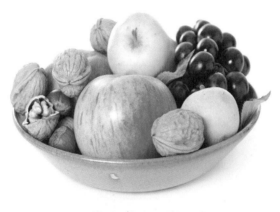

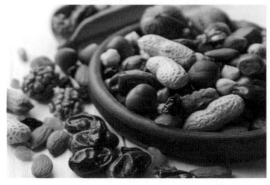

불임

남자의 경우는 정자가 난자를 수정시키지 못할 때, 여자의 경우는 1년 정도 정상적인 성관계를 가져도 임신을 못할 경우에 불임이라 한다.

불임증이란 임신을 할 수 있는 가임기의 남녀가 피임을 하지 않고 3년 이상 정상적인 성행위를 했는데도 임신이 되지 않는 경우와 이전에 임신, 분만의 경험이 있는 부부임에도 그후 오랫동안 다시 임신이 되지 않는 경우를 말한다.

일반적으로 불임은 여자에게 문제가 있을 때 나타나는 것으로 인식하고 있으나 남자에게서 불임의 원인이 나타나고 있는 경우가 점점 많아지고 있다. 여성불임은 정자와 난자가 수정되는 난관이 세균 감염으로 인해 막히는 난관 폐쇄증이나 난소의 작용이 나쁜 무배란, 난소 호르몬 등의 호르몬 분비 이상이 원인으로 작용한다. 또한 무절제한 성생활, 잦은 임신중절도 불임의 원인이 된다.

남성불임은 선천적으로 허약 체질이거나 과로와 스트레스에서 오는 신체 변화로 무정자증이나 정액 속에 정자가 적을 경우에 발생한다.

불임을 예방하려면 여자는 월경이상, 남자는 무정자증, 조루증 등을 정기적으로 체크해 볼 필요가 있다.

불임의 증세로는 여자들은 손발의 냉증, 소화불량, 설사 등이 나타나며, 월경의 색과 월경량의 변화, 월경 주기에 이상이 생긴다. 심하면 현기증과 귀 울림이 있으며 월경이 끊이지 않고 조금씩 계속

**남성불임을 막는
식생활 포인트**

● 정자의 질을 좌우하는 비타민 C

남자의 정자를 건강하게 하려면 비타민과 아연을 충분히 섭취해야 한다.
특히 흡연은 비타민 C를 앗아가는 주원인이다.
담배를 피면서 정자를 튼튼하게 하려면 2배의 비타민 C를 더 섭취해야 한다.

● 정자의 수를 줄이는 아연 결핍

아연은 임신에 중요한 무기질이다. 아연이 결핍되면 정자 수가 줄어들고 남성불임의 원인이 된다.
아연이 많이 들어 있는 식품은 굴이나 밀배아, 호박씨 등이다.

● 스트레스를 줄이고 운동을 한다

과로와 술, 담배, 스트레스도 불임의 원인이다.
스트레스를 줄이는 비타민 B군 식품을 먹고 적당히 운동을 한다.
하루 30분 정도의 빠른 걷기나 수영은 정력을 높이는 데 도움이 된다.

되기도 한다. 남자는 성행위를 하지 않아도 정액이 흐르거나 성욕 감퇴, 조루증, 정액 성분에 이상이 나타난다.

치료와 예방

불임증은 체내에서 생산되는 성호르몬의 농도와 관련이 있으며 생식 기능은 영양 상태에 의해 상당히 영향을 받기 때문에 특정 영

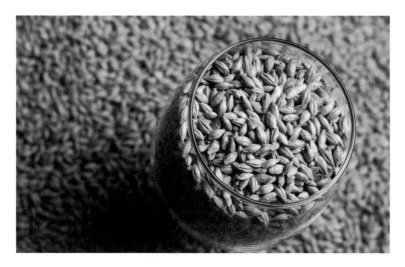

양소의 결핍이나 동물성 지방과 알코올, 커피 등의 과다섭취도 영향을 미칠 수 있다. 정상체중을 유지하도록 체중을 조절하는 것도 중요하다. 난소에서 난자를 배출하는 배란에 문제가 있는 여성의 12%가 체중과 관련이 있는 것으로 알려져 있다. 이러한 경우 50%는 비만, 50%는 체중미달이 주원인으로 나타난다.

통계적으로 보면 결혼한 부부의 10% 정도가 아기를 낳지 못하고 그 가운데 40%는 남자에게 60%는 여자에게 결함이 있는 것으로 나타났다. 남자의 결함은 총 정자의 수와 운동정자 수의 감소 등 대부

분 정자에 의한 불임증이고 여자의 경우는 생식기 발육부진, 영양결핍, 내분비질환 등 그 원인이 매우 다양하다. 그중 내분비질환에 의한 불임증은 출산 후 심한 자궁 출혈에 의해 일어나는 뇌하수체의 파괴로 성선자극 호르몬 분비가 감소되어 난소의 기능이 억제되는 경우와 갑상선이나 부신피질 호르몬이 증가되는 경우에 나타난다.

최근에 발견된 최유 호르몬(젖 분비 촉진 호르몬) 또한 불임증에 중요한 역할을 하는 것으로 밝혀졌다. 여자의 경우 임신 중이 아닌데도 젖이 많이 분비되면 월경 장애, 불임증을 가져오고 남자에게는 성욕감퇴, 성교불능, 정자 결핍증이 나타난다. 최유 호르몬의 분비가 증가되는 현상은 뇌하수체 종양, 갑상선 기능 저하증에서도 나타나지만 피임약, 신경안정제 등을 장기간 복용할 경우에도 나타난다.

산부인과적인 면에서 이상이 없는 사람이 월경 장애, 불임증이 있을 때는 젖을 짜 볼 필요가 있다. 이때 젖이 나오면 거의 최유 호르몬 분비 증가에 의한 이상으로 진단할 수 있는데 3명 중 2명은 젖이 나오지 않기 때문에 젖이 안 나온다고 안심해서는 안 된다. 내분비 장애로 인한 불임증은 그 원인을 찾아내 적절하게 치료하면 대개 임신이 가능하다.

TIP

남자의 생식기 발달에 중요한 **아연**

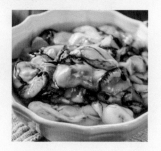

정액 속의 아연 농도는 정자의 수와 기동성에 따라 다르며 반면에 혈액 속의 아연 농도는 남성 호르몬의 농도에 따라 변한다. 아연이 부족하면 남성 호르몬이 농도와 정자 수가 줄어들어 남자의 생식능력에 영향을 미친다.
아연은 해산물, 특히 굴에 많이 들어 있는 무기질이다.

불임을 예방하는 식품

불임을 예방하는 식품으로는 율무, 우엉, 검은콩, 쑥, 익모초, 생강, 당근, 오징어, 결명자, 동물의 간이 좋다. 또한 상큼한 해조류로 피를 맑게 하는 것도 좋다.

불임을 일으키기 쉬운 음식으로는 동물성지방, 고지방 식품 등이다. 동물성지방이 많은 육식을 즐기는 남성일수록 성기능이 약해지기 쉽다. 동물성지방은 남성호르몬의 생산을 줄이고 발기 기능도 퇴화시켜 성기능을 약화시킨다.

검은콩가루

월경불순으로 인한 불임에 좋다.

검은콩을 볶아 가루를 낸 것을 한번에 9g 정도씩 먹는다. 차조기를 달인 물로 먹으면 효과가 더욱 좋아진다.

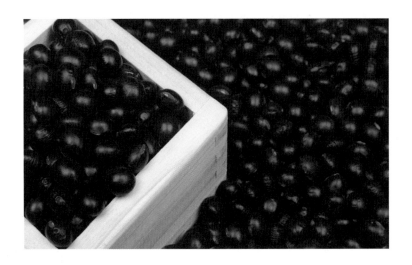

참나물 오징어 무침

자궁의 부정출혈이나 월경불순 등도 불임을 일으키는 주원인이다. 오징어는 신장, 간장활동을 원활히 하고 혈액의 흐름을 좋게 해 월경주기가 일정하도록 유지해 준다.

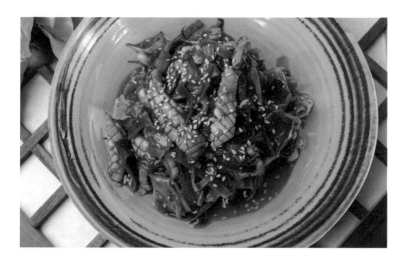

재료

참나물 200g, 오징어 1마리, 부추 30g, 붉은 고추 1개, 초고추장

만드는 방법

① 참나물은 씻어 4cm 길이로 썬다.

② 오징어는 껍질을 벗기고 둥글게 링 모양으로 썬다.

③ 부추는 3cm 길이로 썰고 붉은고추는 채썬다.

④ 그릇에 고추장 3큰술, 식초 3큰술, 설탕 1큰술, 물엿 1/2큰술, 생강즙 1작은술을 섞어 초고추장을 만든다.

⑤ 샐러드용 그릇에 준비한 ①②③을 넣고 잘 섞어 먹기 직전에 ④의 초고추장을 끼얹는다.

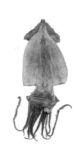

알아두면 좋아요!

맛있는 오징어요리를 위한 준비

● 선택하기

시중에서는 유백색이나 적갈색을 띠면서 단단하고 탄력있는 것으로 선택한다.

● 손질하기

배를 갈라서 내장과 연골을 빼내고 칼끝을 이용해 눈을 떼어낸다. 다리 안쪽의 빨판은 엄지 손가락으로 눌러서 빼낸다. 오징어 껍질을 벗길 때는 소금을 손에 조금 묻히고 살살 잡아당기면 쉽게 벗겨진다.

● 보관하기

껍질 벗긴 오징어를 깨끗이 물로 씻어 거즈나 마른행주로 물기를 말끔히 닦아 냉동 보관해 두었다가 흐르는 물에 해동시켜 사용한다.

월경증후군

월경증후군은 정신적인 불균형이나 자궁의 이상으로 부정출혈 등 생리불순이 있을 때를 말한다. 현대에서는 과도한 다이어트나 영양의 불균형, 정신적인 스트레스에 의해 생길 수 있다. 이때 영양식으로 몸을 보호하고 혈액의 흐름을 원활하게 하여 월경주기가 일정하게 유지될 수 있는 음식을 섭취해야 한다.

월경증후군에 좋은 음식

부추

부추는 영양가가 높고 독특한 향미가 있으며 소화작용을 돕는 식품이다. 성분을 보면 단백질, 지방, 당질, 비타민 A 등이 월등히 많다. 부추의 당질은 대부분 포도당과 과당으로 구성된다.

특유의 냄새는 유황화합물로 마늘과 비슷해서 강장 효과가 인정되고 있다. 부추는 달걀과 곁들인 부추잡채 등으로 많이 애용되는데 작은 새우나 돼지고기, 쇠고기, 흰살 생선, 두부, 표고 등과 함께 볶으면 손쉽고 맛있는 요리가 된다.

음식물에 체해 설사할 때 부추된장국을 먹으면 효력이 있고 장을 튼튼하게 하므로 몸이 찬 사람에게 좋다. 구토가 날 때 부추즙을 만들어

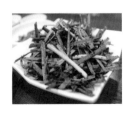

알아두면 좋아요!

부추겉절이
부추에는 단백질, 지방, 당질, 회분, 비타민 등의 영양이 고루 들어 있으며 특히 철분 함유량이 높아 조혈작용에 좋다.
특히 부추에 들어 있는 특유의 유황화합물은 강장 효과를 기대할 수 있다.

생강즙에 조금 타서 먹으면 잘 멎는다. 산후통에도 감초와 함께 달여 먹으면 효험이
큰 것으로 알려졌고, 이질과 혈변에도 효력이 있다.

미나리 나물

'산엔 도토리, 들엔 녹두, 논에는 미나리가 있다.'

도토리묵, 녹두로 만든 청포, 미나리가 들어간 해물탕을 잔치상에 놓으면 뒷말이
없다는 옛말이 있다. 이밖에도 허준의 동의보감에는 '맛이 달고 독이 없고 서늘한 채
소로 기술되어 있는 미나리'는 입이 마르는 구갈증에
좋고, 술을 먹고 난 다음 열독을 식혀주는 해독제
로도 좋다. 이처럼 독특한 향미로 서민들의 입
맛을 달래주는 미나리는 섬유질이 풍부해서
변비를 없앨 뿐 아니라 해열, 진통의 효과가
있는 식품이다. 또한 혈압을 내리고 피를 맑게
하는 데 큰 도움이 된다.

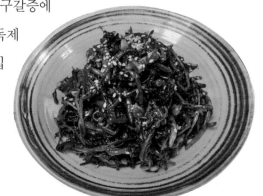

재료

미나리 300g, 다진 파, 마늘 1큰술, 진간장 1큰술, 조청,
참기름, 깨소금

만드는 방법

① 누런 잎을 떼고 뿌리를 자른 다음 깨끗하게 손질한다.

② 끓는 물에 소금을 넣고 미나리를 데친 다음 냉수에 헹궈 물기를 꼭 짜고 먹기 좋게 썬다.

③ 미나리에 진간장, 다진 파, 마늘, 조청, 깨소금, 참기름을 넣어 새콤달콤하게 무친다. 버섯을 함

께 무쳐도 잘 어울린다.

두부샐러드

칼슘이 많은 알칼리성 식품인 두부와 비타민이 풍부한 토마토로 만든 샐러드. 두부는 중년기 이후의 단백질 섭취에 매우 좋은 식품이다. 지방이 적고 저칼로리라 살찔 염려가 없다.

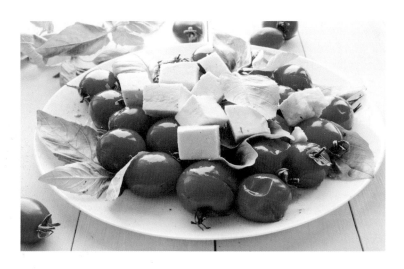

고등어 지짐전

생강즙에 재었다가 튀겨 비린내가 나지 않도록 한다. 고등어는 단백질과 지방이 풍부하므로 자주 식탁에 올려 부족하기 쉬운 단백질을 보충하도록 한다. 향이 강한 카레는 비린 생선과 찰떡궁합!

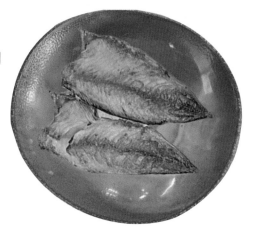

콩조림

 흰콩, 검정콩 모두 쓸 수 있다. 넓은 솥에 콩을 넣고 볶는다. 간장과 물을 같은 양으로 붓고 볶은 콩을 넣어 서서히 조린다. 콩이 무르면 비정제설탕, 오곡조청을 넣고 조금 더 조린다.

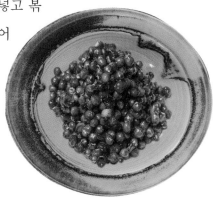

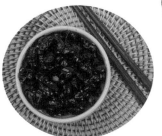

TIP ────────

정자를 건강하게 하는 **비타민 C**

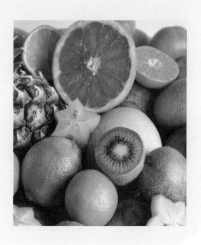

 비타민 C는 건강한 정자를 생산한다. 정자의 정상 기능을 위해 고추, 브로콜리, 키위, 오렌지, 딸기 등의 식품을 통해 하루에 필요한 비타민 C를 섭취하는 것이 좋다. 남자에게 필요한 비타민 C의 양은 공해, 중금속, 담배연기에 노출되는 정도에 따라 다르다. 이들 화합물에 노출된 남자들은 약 1000mg의 비타민 C를 2개월에 걸쳐 꾸준히 섭취하고 그 후에도 지속적으로 섭취해야 정자를 건강하게 유지할 수 있다.

호흡기 질환을 다스리는 자연건강법

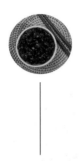

호흡기 질환에 대하여

　기관지나 폐 등에 이상이 생기는 호흡기 질병은 바이러스 감염이나 알레르기, 대기 오염 등이 주원인이다. 이 증세는 몸이 피로하거나 저항력이 떨어졌다 싶으면 바로 나타난다. 현대인은 심각한 공해와 스트레스 등으로 몸 속에 쌓인 노폐물을 직접 해독하고 밖으로 배출하는 데 많은 어려움을 겪는다.

　호흡기 질환을 방지하기 위해서는 과도한 스트레스와 과로를 피하고 비타민과 수분을 충분히 섭취해 주며 감기 등의 증세가 초기에 보였을 때는 되도록 사람들이 많이 모이는 장소 등은 피하는 것이 좋다.

감기

거의 모든 사람들이 평균 일년에 3~6번 정도 감기에 걸리며 적어도 일주일은 복합적인 증세로 고생하게 된다. 이때 다 아는 병이고 별다른 증세가 없다 하여 소홀히 했다가는 큰 병으로 진행될 수 있으므로 초기에 잡는 것이 중요하다.

감기는 호흡기 계통의 대표적인 병으로 만병의 근원이다. 감기에 걸리면 신체 저항력이 떨어져 건강 균형이 깨지고 면역력이 약해진다. 그러므로 바이러스 감염에 유의하고 운동으로 신체 기능을 강화시켜야 한다.

감기에 걸리면 우리의 선조들은 죽을 먹곤 했는데 죽은 영양을 충분히 공급하기 어렵기 때문에 그리 좋은 대처방법은 아니다. 지독하게 심한 감기로 인해 위장의 상태가 나쁘다면 어쩔 수 없지만, 그렇지 않다면 이럴 때일수록 입맛에 맞는 음식을 먹어 체력을 기르는 것이 중요하다.

감기로 인해 체온이 올라간다는 것은 그만큼 에너지가 많이 소모된다는 것을 의미한다. 에너지를 보급하는 음식으로는 밥, 빵, 국수, 주스, 유산균 음료, 꿀, 잼, 비정제설탕 등이 좋다. 감기에 걸리면 단백질이나 각종 비타민, 미네랄의 소비도 많아진다. 유산균 음료, 주스, 푸딩 같은 것들도 많이 먹으면 좋다. 땀을 많이 흘리면 몸에서 수분이 빠져나가므로, 과즙이나 차

**감기에 걸렸을 때
우유는 피하세요!**

감기에 걸려 코나 목이 막힌 경우에는 되도록 우유를 마시지 않는 것이 좋다. 우유를 마시면 마치 점액이 나오는 것처럼 목이 끈적거리고 더 답답하게 느껴진다. 맵고 자극적인 음식은 입과 위를 자극하고 기관지 내에서 분비액의 양을 늘려 기관지를 막고 있는 점액을 연하게 하는 반면, 우유는 이와 반대되는 작용을 한다. 우유는 맛이 순하고 자체에 점성이 있어 맛을 느끼는 부분을 덮어 무디게 하기 때문에 오히려 분비액의 생산을 늦춘다. 매운 고추를 먹고 입안이 화끈거릴 때 우유를 마시면 가라앉는 이유도 미각 부위를 덮어 매운 맛을 느끼지 못하기 때문이다.

등을 마시는 것도 좋다.

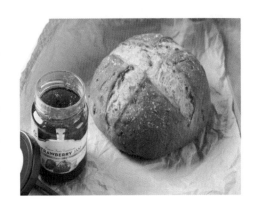

또한 보온을 위해 따뜻한 음료도 권할 만하다. 옛날부터 민간요법에서는 감기에 걸리면 따뜻한 생강차를 마시게 했는데, 이는 생강의 효과뿐 아니라 몸을 따뜻하게 하는 보온의 의미도 있었다. 감기에 걸렸다고 해서 특별히 영양가가 높은 것을 먹어야 한다는 것은 아니다. 또한 위장에 부담이 가지 않는 것만 먹어야 한다는 법도 없다. 식욕에 따라 무리가 가지 않는 범위 내에서 식사를 꼬박꼬박 챙겨 먹는 것이 중요하다.

감기에 좋은 음식

통도라지 초무침

당분과 섬유질이 풍부하고 칼슘과 철분이 듬뿍 들어 있는 도라지는 우수한 알칼리성 음식, 진해, 해열, 천식 등 각종 호흡기 질환에 효험이 있다. 조선시대 기록에도 각종 요리법이 소개됐을 정도로 옛부터 우리 식생활에 다양하게 이용되어 온 도라지는 특히 호흡기 계통 질환에 효험이 있다고 알려져 왔다.

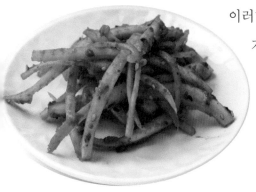

이러한 이유로 도라지는 과거부터 감기에 걸리거나 기관지 천식 등이 있을 경우 감초와 함께 달여 먹기도 했다.

이밖에 편도선염이나 코막힘, 가슴이 답답할 때, 배앓이 설사에도 효과가 좋다.

재료

통도라지 200g, 볶은소금, 고추장, 식초, 갖은 양념

만드는 방법

① 도라지를 소금물에 살짝 데쳐 양념해서 볶는다.

② 생도라지로 먹는 방법도 있다. 소금으로 비벼 쓴맛을 우려내고 고추장에 식초와 양념을 섞어 새콤달콤하게 무쳐 먹기도 한다.

머위나물

머위는 장독이나 습한 곳에서 자란다. 어렸을 때는 줄기와 잎을 된장에 무쳐서 먹고, 좀 자란 것은 껍질을 잘 벗겨서 고추장에 박아 두어 쫄깃쫄깃하고 짭짤한 장아찌로 만든다. 머위 잎은 찜통에 쪄서 쌈으로 싸먹기도 한다. 머위나물로 만들어 먹을 때는 잎과 줄기 부분을 다 먹는다. 잎에는 베타 카로틴을 비롯해 여러 종류의 비타민이 골고루 들어 있으며 칼슘 또한 풍부한 알칼리성 식품이다. 들깨를 넣으면 영양면에서 궁합이 잘 맞는다. 머위 쌈도 좋다.

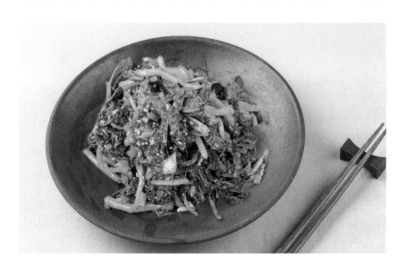

알아두면 좋아요!

증상별 기침을 멎게 하는 민간요법

● 밤에 기침이 잘 멎지 않을 때
생강을 구워서 얇게 잘라 사탕을 빨듯이 빤다. 밤에 나오는 기침은 몸이 차가워졌을 때 나타나는 증상이므로 생강으로 몸을 따뜻하게 하는 것이 좋다. 갓난아기가 기침을 할 때는 생강을 짠 즙을 배꼽에 바르면 훨씬 나아진다.

● 낮에 기침이 심하게 나올 때
목이 마르고 열이 있을 때 증세가 더욱 악화되므로 무를 강판에 갈아먹는 것도 효과적이다.

● 마른기침이 계속될 때
목이 건조하면 증세가 더 악화될 수 있으므로 중국식 찐 사과를 먹는다. 중국식 찐 사과를 만들려면, 사과의 딱딱한 속을 빼내고 그 속에 꿀을 넣은 다음 냄비에 30~40분 정도 찐다. 먹을 때는 껍질째 모두 먹는다.

어린 아이가 기침을 할 때는 더운 물에 꿀을 넣고 레몬즙을 섞어 먹인다.
심한 기침이 날 때는 따뜻한 물을 타지 말고 그대로 먹이면 더 효과적이다.

머위대 300g, 된장, 고추장, 파·마늘 다진 것, 통깨, 오곡조청, 참기름

만드는 방법

① 어린 머위대를 살짝 데쳐 껍질을 벗기고 5cm 길이로 썰어서 손으로 잘게 찢는다.

② 된장, 고추장을 넣어 매콤하면서도 구수한 맛이 머위의 쌉쌀한 맛을 투박하게 살리도록 한다.

③ 파·마늘 다진 것, 통깨, 오곡조청을 넣어 간이 골고루 배면 참기름을 넣어 마무리한다.

머위대 볶음

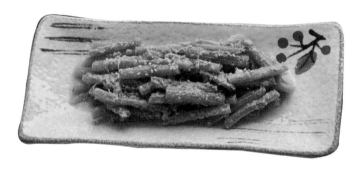

재료

머위대 200g, 들깨가루 1/2컵, 볶은소금, 들기름

만드는 방법

① 머위대를 끓는 물에 데쳐서 껍질을 벗긴다.

② 먹기 좋게 5cm 길이로 자른다.

③ 들깨가루, 볶은소금으로 간을 하여 물을 부은 다음 은근한 불에서 잘 저어가며 완전히 익힌 다음 들기름을 넣어 마무리한다.

기관지 천식

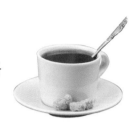

현대에는 담배와 환경오염 등으로 기관지 천식을 호소하는 사람들이 많다. 기관지 천식은 기도 내벽에 염증이 생기거나, 호흡 불규칙 또는 호흡이 불규칙하여 기침이 나오는 것을 말한다.

기관지 천식이 심할 때는 과일이나 야채 등 계절과일과 신선한 음식들을 많이 먹어야 한다. 이때에는 동물성 지방뿐 아니라 옥수수기름, 해바라기씨 기름 등 식물성 지방의 섭취도 피하는 것이 좋다.

호흡이 불규칙하거나 기침이 많이 나올 때는 맵고 자극적인 음식을 먹거나 커피를 마시는 것도 하나의 방법이다. 매운 고추가 들어간 요리나 향신료가 듬뿍 들어간 요리는 천식을 예방하고 증세를 완화시켜 도움을 준다. 또한 커피는 부작용만 없다면 비상시에 천식 해소에 도움이 되는 음식으로 하루에 1~3잔 정도의 커피는 기관지 천식 환자에게 좋다.

기관지 천식에 좋은 음식

호박죽

기관지 천식이 심한 사람은 소화가 잘 되고 일단 부담이 없는 음식을 먹는 것이 좋다. 호박에는 비타민 A, B, C를 함유하고 있어 병후 회복에 특히 좋다. 호박을 무르게 푹 삶아 뜨거울 때 먹으면 부드럽게 잘 넘어가고 소화가 잘 되어 기관지 천식에 더 없는 영양식이다.

재료(5인분)

늙은 호박 1개, 통밀가루(현미 찹쌀가루 또는 차조가루) 500g, 팥 200g, 볶은소금 조금

만드는 방법

① 호박은 꼭지를 떼고 절반을 잘라서 씨앗을 빼낸다. 그다음 껍질을 얇게 깎아내고, 1cm 두께
   로 썰어 놓는다.

② 통밀가루는 뜨거운 물로 멍울멍울하게 비벼놓는다.

③ 팥은 푹 퍼지게 삶아 놓는다. 껍질이 터지기 전에 호박을 넣고 끓인다.

④ 호박이 익어 가면 통밀반죽을 골고루 뿌려 넣는다. 밀가루 멍울이 둥둥 뜨면서 곧 익는다.

⑤ 솥뚜껑을 덮고 푹 끓이다가 나무주걱으로 자주 저어준다. 볶은소금으로 간을 맞추고 불을 줄
   인 다음 30분쯤 뜸을 들인다.

⑥ 호박죽은 식은 후에 먹어야 단맛도 더하고 깊은 맛을 즐길 수 있다.

▶ 감자죽, 고구마죽도 같은 방법으로 끓일 수 있다.

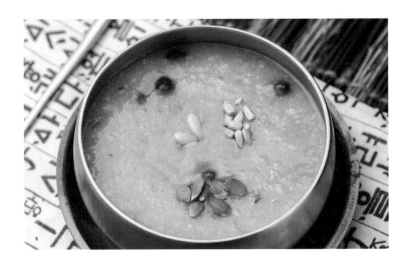

무전

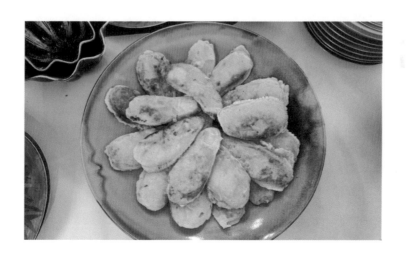

무는 우리에게 가장 친숙한 채소 중의 하나이다. 김치용으로 널리 쓰이는 무는 종류도 매우 많다. 무에는 비타민 C를 비롯하여 비타민 A, B₁, B₂ 등 다량의 비타민이 함유되어 있고 칼슘도 상당히 많이 포함되어 있는 영양가 높은 채소이다.

이때 무 껍질에는 속보다 비타민 C가 배나 더 들어 있으므로 껍질을 도려내지 말고 깨끗이 씻어서 먹는 것이 좋다. 특히 무에는 여러 가지 소화효소가 많기 때문에 무를 많이 먹으면 속병이 없어진다는 말도 있다. 전분과 요소를 분해하는 효소와 체내에 해로운 과산화수소를 물과 산소로 분해하는 효소 등 생리적으로 중요한 작용을 하는 효소도 많다. 때문에 기관지에 쌓이는 담배 연기 등의 유해물질에 대해 돌연변이를 억제하는 항암식품으로 요즘 각광받고 있다.

과식했을 때 무즙을 내어 먹으면 소화가 잘 될 뿐 아니라 식품의 산성도를 중화시키는 작용도 한다. 따라서 생선회나 구이, 갈비찜 등에 무를 곁들이는 것은 훌륭한 조리법이다.

무는 옛날부터 기침에 특효가 있는 것으로 알려진 식품이다. 무를 1cm 네모로 썰어 병에 담고 조청이나 꿀을 부어 2~3일 두면 맑은 물이 괴는데 기침이 날 때 이 물을 먹으면 기침도 멎고 아픈 목도 잘 낫는다. 경상도 지방에서 즐겨 먹는다.

재료
무 1개, 통밀가루, 소금, 식초, 마늘 약간, 양념 간장

만드는 방법
① 무를 1cm 정도 두께로 납작하게 썰어서 소금으로 간을 하여 채반에 올려 익힌다.
② 통밀가루에 물 반죽을 하여 준비해둔 무를 넣고 약한 불로 전을 부친다. 이때 식초와 마늘을 채를 썰어 넣고 양념간장을 만들어 따뜻할 때 찍어 먹으면 시원한 맛을 즐길 수 있다.

비타민 A와 C가 풍부한 풋고추

감기를 백퍼센트 예방하는 확실한 방법은 없지만 평소에 비타민 C를 충분히 섭취하면 감기에 덜 걸린다. 고추에는 비타민 A와 C가 풍부하게 들어 있고 칼슘과 철분 등 무기질 또한 골고루 들어 있어 감기 예방에 도움이 된다.

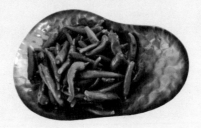

호흡기를 보호하는 식품들

녹두미음

녹두는 몸에 쌓인 유독성 노폐물과 독소를 밖으로 내보내는 일을 하는 것으로 알려져 있다.

몸에 쌓인 열을 내리고 입맛을 돋우는 역할을 하기 때문에 한방에서는 녹두를 보약과는 상극인 음식으로 금기시하고 있는데, 이것은 녹두에 강한 작용이 있어 약의 효능까지도 없어지게 하기 때문이다. 그렇지만 호흡기에 이상이 생겼을 때는 몸 속의 독소를 다 빼야 하므로 기진맥진할 때는 좋은 음식이다.

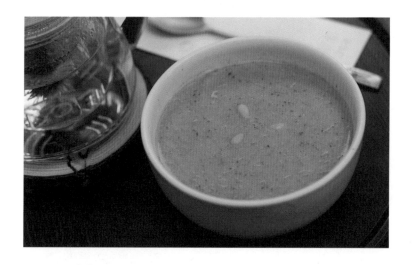

재료

현미 300g. 녹두 300g 볶은소금 조금

만드는 방법

① 녹두와 현미를 깨끗이 씻어 두꺼운 냄비에 물을 넉넉히 붓고 녹두와 현미가 푹 익어 퍼질 때까지 끓인다. 현미가 퍼지려면 오랜 시간이 걸린다.

② 다 퍼지면 체에 걸러서 볶은소금으로 간을 한다.

파래

파래는 해독작용을 하는데 특히 담배연기의 니코틴을 중화시키는 데 탁월한 효과가 있다. 파래에 풍부한 비타민 A가 니코틴의 독성을 없애는 기능이 뛰어나다.

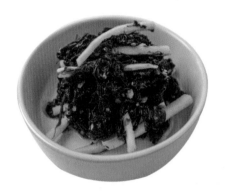

미나리

피를 맑게 하고 가래를 삭히는 등 기관지나 폐를 보호하는 데 효능이 있어 매연이나 먼지가 많이 발생하는 곳에서 일하는 사람은 미나리를 자주 먹는 것이 좋다. 그밖에 마늘, 생강, 양파, 고추, 모과, 배 등도 가래를 없애주고 기관지를 부드럽게 하는 데 효과적이다.

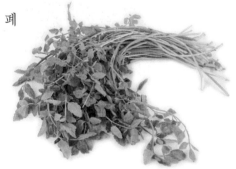

호흡기 질환은 열 요법으로 다스려야

환절기 감기가 제일 두려운 시기다. 유행성 감기가 들게 되면 온 가족이 병치레를 하게 되는데, 마스크를 하고 온통 병원 신세를 지는 것을 당연하게 여기는 것은 문제가 된다.

우리 선조들은 감기가 오면 무국을 끓여 고춧가루를 타 술과 함께 마셨고 방을 덥게 하고 이불을 덮고 자면 거뜬히 감기가 없어졌다. 얼마나 합리적인 방법인가. 감기 균이 몸 안에 들어오면 열을 올려 세균을 없애고 치료의 작용을 도왔는데 현대의학과는 정말 다르다. 현대의학은 열이 나는 증세를 병으로 보고 이를 제거하기 위하여 해열제를 쓰고 기침 멎는 약을 사용한다. 이렇게 하면 증세는 없어지지만 그 다음 감기에 걸리면 한두 번의 감기약으로 멎지 않고 횟수가 늘어나면서 몸은 점점 쇠약해지게 된다. 병은 의사나 약으로 고쳐지는 것이 아니라고 생각한다. 내 몸의 의사는 바로 나라고 생각하면 된다. 평소에 감기부터 시작하여 내 몸을 고친다는 자세로 살아가길 바란다. 감기에 걸리면 우선 땀을 많이 흘리지 않았는지 당분을 많이 먹지 않았는지 등을 살펴보자. 염분과 비타민 C 부족으로 감기가 왔다고 생각하면 감잎차를 마시고 염분 공급을 충분히 해준다. 발을 중심으로 따끈따끈하게 해주어 혈액순환을 시키는 방법과 겨자찜질과 같은 열요법을 해보도록 하자.

성인의 경우 겨자 70%, 감자가루 30%를 약 55°C 정도의 따끈한 물에, 거꾸로 해서 물이 흐르지 않을 정도로 개어 발효시킨다. 이것

열요법을 할 때 주의할 점

1) 횟수는 보통 하루 한 번 하지만 때로는 두 번 이상 실시하는 수도 있다.
2) 빨개지지 않는다고 계속 붙여 두지는 말자.
3) 찜질이 끝난 후에 피부가 헤어지는 사람은 마그밀액을 연하게 바른다.
4) 한 번 사용한 겨자는 불 위에 살짝 데워서 새것을 조금 보태서 다시 써도 좋다. 겨자찜질은 목 부위에서부터 발끝까지 할 수 있으며 하나를 만들어 옮겨가면서 찜질을 한다. 특히 아픈 부위에 찜질하면 효과적이다. 감기는 목부터 시작한다.

47

을 가제수건이나 무명에 약 3mm의 두께로 겨자 반죽을 바르고 그 위에 비닐 종이나 기름종이를 덮는다. 피부 쪽으로 겨자가 접촉되도록 하여 삼 분이 지나면 피부의 반응을 들여다볼 필요가 있다. 5분 이내로 빨개지는 것은 효과가 잘 나타난 부분으로 증상도 가벼운 것으로 볼 수 있지만 20분이 지나도 빨개지지 않는 것 또는 빨개져도 곧 갈색으로 변하거나 소실되는 것일수록 중증에 가까운 것이다. 20분이 지나도 빨개지지 않는 경우는 중지했다가 피부에 마그밀액을 연하게 바르고 40분 후에 다시 겨자찜질을 한다. 폐렴 등의 경우 20분에 빨개지지 않으면 40분을 사이에 두고 몇 번이고 이 방법을 반복하여 빨개질 때까지 하며 중도에 그만두지 않아야 한다.

열요법은 세균의 양식을 몸 표면으로 빼앗아 균을 멸균시키는 방법으로, 감기나 세균성 환자나 아픈 부위에 응용하면 매우 효과적이다. 보통 유아는 겨자 30%, 감자가루 70%로 사용하며, 열세 살 이상의 아이에게는 전분 50%, 겨자 50%로 사용하는 것이 좋다. 겨자요법은 80°C의 열요법이라고 생각하면 된다.

TIP

호흡기 질환에 좋은 **열요법 겨자찜질팩 만드는 법**

① 겨자가루와 감자가루를 각각 적당량(2~3스푼 정도) 혼합하여 용기에 담아 약 55°C 되는 따뜻한 물로 끈적끈적하게 반죽한다.
② 환부와 비슷한 크기의 거즈 위에 겨자 반죽을 올리고 그 위에 비닐을 덮어 손으로 넓히되 약 3mm 정도 두께로 환부의 크기만큼 납작하게 만든다.

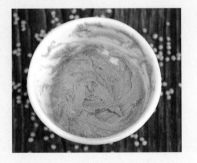

소화기 계통을 다스리는 자연건강법

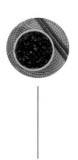

소화기 질환 왜 생기는가?

요즘 부쩍 위나 장이 좋지 않아 불편을 겪는 사람들을 주변에서 쉽게 볼 수 있다. 복잡한 업무, 바쁜 생활, 오염된 환경 속에서 지내는 현대인들은 너나할 것 없이 스트레스가 많다. 이처럼 심한 스트레스에 위와 장은 특히 민감하게 반응한다.

짜고 맵고 자극적인 음식을 좋아하며 과음, 과식이 잦은 우리나라 사람들의 경우 속이 쓰리고 더부룩한 경우가 많다. 이처럼 위와 장은 평소 주의하지 않으면 늘 만성 위장병에 시달리기 쉽다. 위장병은 잘못된 식생활만 바로잡아도 예방과 치료 효과를 크게 볼 수 있다.

소화기 질환으로는 위염, 위산과다, 위궤양, 변비, 설사, 과민성 대장증후군 등의 증세를 보이며 심해질 경우 큰 병으로 발전할 수도 있으므로 조기에 예방, 치료하는 것이 좋다.

소화기 계통의 질환을 일으키는 원인으로는 정신적인 스트레스를 들 수 있다. 긴장이나 스트레스가 심해지면 자율신경에 영향을 주어 필요이상으로 위액이 많이 분비되기 때문에 위벽까지 소화시키는 경우가 생긴다. 실제로 심한 정신적 충격이나 스트레스에 노출될 경우 위궤양이나 십이지장궤양이 많이 생겨났다는 사실이 통계적으로 입증된 바 있다.

또한 자신의 체력이나 생명에 위험을 느낄 만큼 심한 육체적 충격을 받아도 위나 십이지장궤양이 발생하기 쉽다. 예를 들면 심한 화상을 입었다던지 뇌졸중으로 쓰러진 사람들에게도 자주 나타난다. 물론 정신적 쇼크나 육체적 스트레스가 함께 동반되면 궤양이 생겨날 가능성은 더욱 높아진다.

부신피질 호르몬이나 해열진통제 아니면 혈압 강장제 같은 약을 먹어도 소화성 궤양이 생겨나는 경우가 있다. 심지어 아스피린만 먹어도 소화가 되지 않고 궤양을 일으켰다는 보고도 종종 있다. 이밖에 평소 커피나 맵고 짠 음식을 오랫동안 먹었을 경우에도 위궤양을 일으키기 쉽다. 이런 경우 향신료나 기호식품에 유의하고 음식도 지나치게 짜거나 맵지 않게 먹는 게 좋다.

또한 몸의 방어능력이 떨어져 소화 계통이 약하게 되는 경우도 있다.

이때는 위산을 중화시키는 몸 속의 방어 능력을 약화시키는 여러 가지 요인들이 문제되기 쉽다. 예를 들면 열이 몹시 나서 몸져눕거나 오랫동안 앓아서 저항력이 떨어지는 경우, 위벽의 혈액순환이 나빠져도 생기기 쉽다. 이런 위궤양이나 십이지장궤양을 사전에 예방하려면 정신적, 육체적 스트레스를 피하도록 노력하고 함부로 약을 남용하지 않는 것이 바람직하다.

위염

소화기 질환은 평소의 식습관과 직결된다. 고른 영양섭취로 위점막의 저항력을 키우고, 소화가 잘 되며 위의 부담을 덜어주는 고단백, 저지방, 부드러운 음식으로 속을 달랜다. 평소 적당한 양을 제때에 규칙적으로 먹는 것이 위장병 예방에 최고다.

위염은 특히 우리나라 사람들에게 많은데 급하게 식사를 하고 자극적인 음식을 많이 먹는 식습관에서 위염을 일으키기 쉽다. 과음과 과식, 스트레스를 피하는 것이 무엇보다 필요하며 위에 부담을 주지 않도록 찬 음식을 피하고 자극적인 음식은 먹지 않도록 한다. 위에 부담을 덜어주고 소화 흡수를 돕는 음식으로 대표적인 것이 무와 토마토이다.

위염에 좋은 음식

무나물

무는 어떤 재료와도 잘 어울리는 장점이 돋보이는 채소다. 비빔밥에도 무나물이 빠지면 맛이 없고 생선조림에도 맛이 어우러지도록 하는 부재료의 역할을 톡톡히 한다. 특히 소화작용을 돕는다는 것은 널리 알려져 있다.

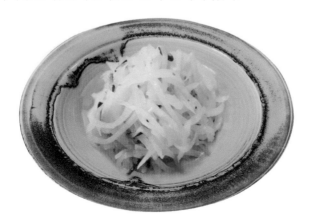

토마토와 설탕

여름에 많이 나오는 토마토
는 소화를 촉진시키고 산성
식품을 중화시키기 때문에
고기나 생선 등 기름기 있
는 음식과 궁합이 잘 맞다.
특히 토마토의 루틴 성분은
혈압을 내리는 역할을 하기
때문에 고혈압인 사람에게
아주 좋은 음식이다.
토마토가 많이 나는 여름엔
특히 토마토를 설탕에 찍
어 먹거나 절여 먹는 경우
가 많다. 그러나 설탕과 함
께 먹으면 달콤하고 맛있긴
하지만 설탕은 토마토에 있
는 비타민 B를 파괴하기 때
문에 어울리지 않는 음식이
다. 그러므로 가능하면 토
마토는 생으로 먹는 것이
좋다.

재료

무 500g, 파·마늘 다진 것, 생강, 볶은소금, 참기름

만드는 방법

① 무를 채 썰어 소금으로 간하고 생강을 조금 넣고 물을 조금 넣어 익힌다.
② 무가 익으면 파, 마늘을 골고루 섞고 참기름을 둘러서 접시에 담는다.

토마토

토마토는 고기나 생선 등 기름기 있는 음식을 먹을 때 곁들여
먹으면 소화를 촉진시켜 위의 부담을 덜어준다. 아미노산과 미네
랄이 풍부한 알칼리성이라서 산성 식품을 중화하는 역할을 한다.

재료

토마토 2개, 양파 2개, 붉은 고추 1개, 피망 1개, 식초 1컵, 비정제설탕
4큰술, 파슬리 가루

만드는 방법

① 토마토는 빨갛게 잘 익은 것으로 골라 길이로 굵직하게 썰어둔다.
② 양파는 길이로 폭이 1cm 되게 썬다. 피망과 붉은 고추는 씨를 털어내
고 양파와 같은 크기로 썬다.
③ 식초와 설탕을 넣고 끓여 식힌 물에 양파, 피망, 붉은 고추를 넣어 절인다.
④ 접시에 토마토를 담고 가운데에 양파, 피망, 붉은 고추를 예쁘게 놓은 후
식초 물을 조금 끼얹는다. 그런 다음 파슬리 가루를 솔솔 뿌려 향을 낸다.

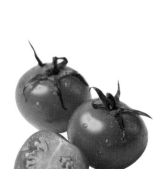

위궤양

위궤양은 조직이 손상되어 나타나는 증상으로 정신적으로 긴장하거나 위산과다가 진행되어 생기는 궤양의 일종이다. 되도록 여유를 가지는 자세가 필요하며 위 점막을 자극하지 않도록 조금씩 천천히 먹는 습관을 들이는 것이 좋다. 쌀의 주성분인 탄수화물의 소화를 돕기 위해서는 비타민 B군과 무기질이 필요하다. 현미는 이 모든 영양소가 적절히 조화를 이루고 있고 섬유질이 풍부해 대장운동을 활발하게 하여 변비에 좋다. 위 점막을 자극하지 않기 위해 죽을 만들어 먹는 것이 좋지만 호전되면 현미주먹밥 등으로 변화를 주어도 좋다.

위궤양에 좋은 음식

현미죽

현미 50%에 오곡 50%를 섞어 깨끗이 씻고 3시간 가량 불린다. 그런 다음 믹서기에 갈아 물을 붓고 죽을 끓인다. 매일 현미죽을 먹어야 할 때는 오곡을 따로따로 씻어서 그늘에서 말린 다음 가루로 빻아 두었다가 섞어서 죽을 쑨다. 이때 주의해야 할 것은 오곡가루를 만든 지 20일이 지나면 영양이 없어지고 생명력이 소실되므로 조금씩 자주 만들도록 해야 한다. 현미 오곡죽은 균형잡힌 영양식이어서 이유식, 환자식으로 아주 유용하다. 특히 신체 이상이 있는 사람은 이 현미 오곡죽으로부터 시작하는 것이 생채식으로 들어가는 단계로서 꼭 필요한 과정이기도 하다.

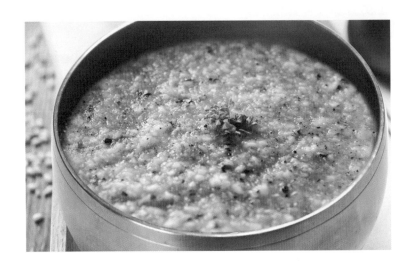

깨죽

흰깨, 검정깨, 들깨 어느 것이나 다 좋은 재료가 된다. 세 종류 모두 질 좋은 불포화지방산과 비타민 E를 많이 함유하고 있어서 동물성 기름을 섭취하는 것보다 고혈압 예방에 유용하다. 특히 채식을 하는 사람에게는 지방분을 균형 있게 섭취하는 데 꼭 필요

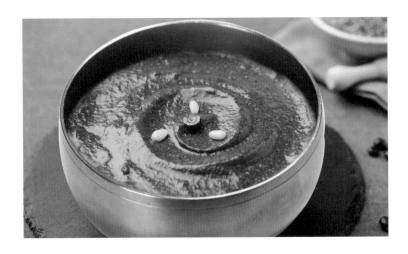

한 식품이다.

현미 1컵, 참깨(흑임자, 들깨도 무방) 1/2컵, 물 7컵, 볶은소금, 오곡조청 조금

만드는 방법

① 현미를 씻어 3시간 이상 불렸다가 체에 건져 물기를 뺀다.

② 깨는 조리질을 해서 잔돌과 모래를 잘 골라내고 체에 건진다.

③ 분쇄기나 믹서로 갈아 체에 내려 죽을 쑤면 곱고 부드러운 죽이 된다. 체에 내리지 않고 그냥
   쑤면 거칠기는 하지만 영양가 있는 죽이 된다.

④ 두꺼운 냄비에 붓고 은근한 불로 서서히 끓이며 나무주걱으로 젓는다.

⑤ 한번 끓어오르면 불을 약하게 줄이고 죽이 잘 어우러질 때까지 서서히 끓인다.

⑥ 구미에 따라서 볶은소금, 조청을 넣고 먹는다.

변비

변비는 섬유소가 부족하여 장의 운동이 불규칙해지면서 배변이 힘들어지고 장에 유독 물질이 생겨 나타나는 질병을 말한다. 바쁜 일상에 쫓겨 생활하는 현대인에게 가장 많이 나타나는 증상으로 건강을 해치는 주범이기도 하다. 일단 배변이 순조롭지 않으면 몸에 이상이 있다는 증거로써 이에 대한 대비책을 마련하는 것이 좋다.

변비를 낫게 하려면 녹황색 채소를 껍질째 먹는 습관을 들여 섬유질을 충분히 섭취하도록 하는 것이 필요하다.

변비에 좋은 음식

채소샐러드

섬유질 부족으로 생기는 변비는 녹황색 채소에 들어 있는 풍부한 섬유소로 부작용 없이 해결할 수 있다. 섬유소는 양상추, 청경채, 치커리, 피망 등에 다량 들어 있다.

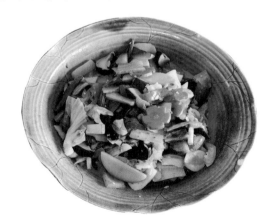

배

배에는 여러 효소가 많은 편이어서 식후 소화를 돕는 작용을 한다. 배 속의 당분은 과당이 대부분이고 포도당과 비타민 C는 비교적 적은 편이다. 변비에 좋고 이뇨작용을 기대할 수 있다.

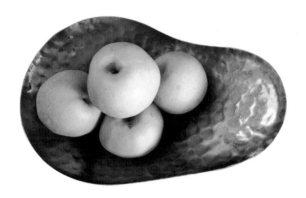

과민성 대장증후군

과민성 대장증후군은 뚜렷한 원인 없이 대장이 제 기능을 하지 못하는 것을 말한다. 무엇보다 규칙적인 배변습관을 들이도록 노력하는 것이 필요하고 스트레스, 긴장을 풀어주는 운동을 병행하는 것도 좋다. 또한 섬유질이 풍부한 음식을 섭취해 배변작용을 돕는 것도 좋다.

과민성 대장증후군에 좋은 음식

우엉조림

우엉의 섬유소는 장을 자극해 변비를 없애주기 때문에 노폐물이 몸 안에 머물지 않게 한다. 단 우엉은 떫은맛이 강하므로 조리 전에 식초물에 담그거나 살짝 데쳐 쓰는 것이 좋다.

우엉을 깨끗이 씻어 어슷썰기를 한다. 그런 다음 물에 살짝 데쳐 물을 버리고 간장, 조청, 식초를 넣어 국물이 없어질 때까지 조린다.

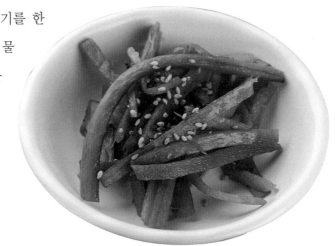

부추잡채

부추에는 베타카로틴과 비타민 B₁, B₂, C와 철분 등이 고루 들어 있어 정장, 강장 식품으로 각광받는 채소이다. 섬유소가 풍부해 돼지고기 요리에 넣으면 콜레스테롤 흡수를 막아준다.

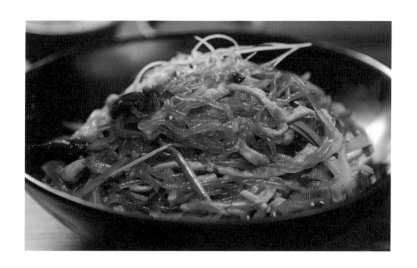

샐러리

샐러리와 같이 섬유소가 많이 든 과일이나 채소를 자주 먹으면 장 운동이 활발해진다. 상큼한 향이 좋은 샐러리 역시 섬유소가 듬뿍 들어 있어 위장 활동을 원활히 해주며, 강장효과도 얻을 수 있다.

설사

설사는 장내 세균이나 바이러스, 기생충의 감염, 특정 식품에 대한 알레르기 반응, 식중독, 경련성 결장 같은 장질환 등으로 일어난다. 또한 갑자기 먹는 양이 많아졌거나 과음을 했을 때, 불규칙한 식사를 반복했을 때 설사가 일어나기 쉽다.

설사가 오래 지속되면 일단 탈수에 유의해야 한다. 미지근한 보리차나 미네랄이 들어 있는 음료수, 부드러운 음식을 먹어 수분과 영양을 보충한다.

설사에 좋은 음식

아욱죽

아욱은 채소류 중에서도 영양가가 높아 부드럽게 푹 끓인 쌀죽으로 소화력이 떨어지거나 오랜 설사로 탈진한 사람에게는 좋은 별식이다. 마른새우를 넣으면 음식 궁합에도 좋고 영양만점이다.

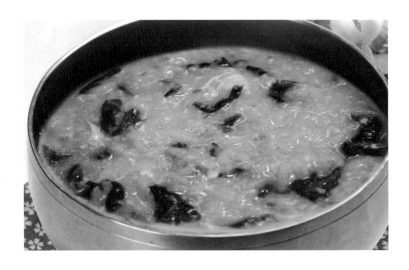

채소죽

단식 후의 회복식으로 이용할 수 있다. 또는 소화능력이 떨어졌을 때 먹으면 부드러우면서 영양 면에서 균형 잡힌 식사를 할 수 있다.

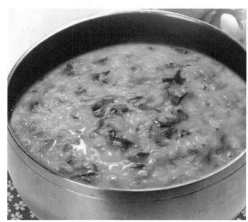 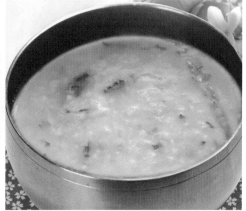

재료(5인분)

현미 1컵, 율무 2컵, 양배추 1/4, 감자 1개, 양파 2개, 아욱(또는 근대) 3잎, 다시마, 마른 버섯, 볶은소금 조금

만드는 방법

① 현미와 율무는 3시간 이상 불려 체에 건져 물기를 빼고 믹서에 간다.

② 양배추는 씻어서 잘게 다지고 양파, 감자도 잘게 썬다.

③ 근대나 아욱도 손으로 문질러 부드럽게 만들어서 잘게 씻어 놓는다.

④ ①, ②, ③을 함께 넣고 끓인다.

⑤ 두꺼운 냄비에서 은근히 끓이는 게 요령이며, 여러 종류의 채소를 넣을수록 환자에게 좋은 식품이 된다.

산나물죽

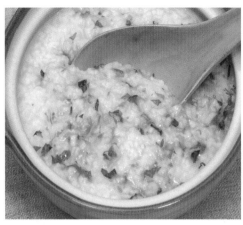 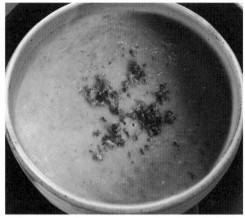

재료(5인분)

산나물(취나물, 원추리나물, 홑잎나물, 참나물) 1kg, 현미, 흰콩 간 것, 간장, 된장,
파, 들기름, 멸치, 다시마, 버섯 말린 것, 고춧가루 조금

만드는 방법

① 데친 산나물을 물에 담가 쌉쌀한 맛을 우려낸 다음 물기를 꼭 짜고 송송 썬다. 여기에 된장,
   간장, 콩가루를 넣고 잘 무쳐 놓는다.

② ①에 현미 쌀뜨물을 붓고 멸치, 다시마, 버섯 등을 넣어 죽을 쑨다.

③ 밥알이 퍼지면 간장으로 간을 맞춰 먹는다.

소화기 계통에는 생채소를 먹어야

인체는 우주의 일부인 동시에 그 자체로 소우주를 구성하고

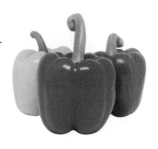

있다. 그러므로 인간은 지구상에서 가장 많은 것을 먹도록 만들어졌다고 할 수 있다. 이 지구상에서 가장 많은 것은 물이고 그 다음으로 많은 것이 풀(채소)과 곡식이다. 따라서 이 두 가지를 많이 먹는 것은 당연한 이치다.

우리는 채소를 통해 중요한 두 가지, 즉 비타민과 섬유소를 섭취할 수 있다. 우선 섬유소는 장의 운동을 촉진시켜 배변을 도울 뿐 아니라 스펀지처럼 장을 청소하는 역할을 한다. 즉 섭취한 음식물이 장 안에 머물러 장벽에 달라붙지 않도록 하는 동시에 농약 등 인체에 해로운 유독성분을 빨아들여 배설시키므로 섬유소는 요즘과 같은 약물 과잉 시대에 반드시 섭취해야 할 중요한 성분이다.

비타민의 중요성은 널리 알려져 있다. 특히 비타민 C는 점막과 점막, 세포와 세포, 조직과 조직을 단단히 연결시켜 주는 교원질(결체조직)의 생성에 꼭 필요한 성분이다. 즉 치아 발육, 모세혈관 정혈작용, 산소의 신진대사, 혈구 재생, 인체 저항력 제고, 혈액의 응고 촉진, 호르몬 분비 촉진, 혈압의 생리적 조절 등 중대한 기능이 비타민 C가 있어야만 제대로 수행될 수 있다. 이같은 비타민 C는 야생 동물들의 경우 체내에서 합성하고 있지만 인간의 경우 음식물로 섭취해야 한다. 난방, 두꺼운 옷, 침구 등으로 피부기능이 퇴화되어 비타민 C의 체내 합성이 불가능하게 되었기 때문이다. 그렇다면 채소를 어

떻게 먹어야 비타민 C의 공급을 원활히 할 수 있는가?

익히지 않은 생채소를 먹어야 한다. 보통 성인의 하루 필요량은 50mg 정도이나 운동, 흡연, 음주, 목욕, 스트레스, 노동의 정도에 따라 필요량을 조절해야 한다.

비타민 C를 가장 많이 함유한 식물은 찔레나무 열매와 해당화 열매이다. 그 다음으로 감잎, 고춧잎 등의 녹황색 채소와 과일류에 많이 함유되어 있는데 특히 과일의 경우에는 껍질에 보다 많이 들어 있다. 이때 채소를 날것으로 꼭꼭 씹어 먹어야 비타민 C의 섭취를 극대화할 수 있다. 비타민 C는 화학적으로 매우 불안정하여 열이나 광선, 공기 등에 의하여 파괴되기 쉽다. 특히 끓이면 과일은 50%, 양배추는 5~10%, 시금치는 2.5%의 비타민 C만 남는다고 한다. 또한 무잎을 끓인 후 5분 이내에는 5%만 남을 정도로 파괴가 심하다. 비타민 C의 섭취를 위해서 감잎차를 수시로 마시는 것은 생채소를 먹는 것 못지 않게 권장할 만한 일이다.

채소의 다량 섭취로 건강이 회복되면 당연히 적극적으로 활력 있는 생활을 할 수 있게 된다. 이때 채소를 많이 먹는다는 것은 자연에 더욱 가까이 다가가게 되는 것이므로 생명력을 직접 흡수, 건강을 되찾는 지름길이 된다.

과일과 채소를 이용한 생채식

질병치료와 체질개선을 목적으로 할 때는 5가지 이상의 채소를 뿌리, 줄기, 잎을 골고루 섞어서 총 식사량의 30% 정도를 먹도록 한다.

채소는 깨소금, 참기름, 식초(감식초, 현미식초 또는 과일식초)로 양념해서 먹어야 소화흡수가 잘된다. 서구의 음식문화에 익숙해지면서 마요네즈나 토마토 케첩, 기타 여러 가지 드레싱을 많이 쓰고 있는데 이런 것들 대신 우리 입맛과 건강에 한층 유용한 두부 소스, 무 소스, 검정콩 소스, 감자 소스 등을 직접 만들어 먹으면 좋다. 평소 우리가 즐겨먹는 채소들은 보통 연한 채소가 대부분인데, 열무, 무청, 배춧잎 등 억세다고 생각되는 것들이 생채식의 재료로는 더욱 바람직하다.

집에서 가꾼 채소로 입맛 살리기

입맛이 없고 몸이 찌뿌둥할 때는 평소에 잘 먹지 않던 채소나 쌉싸름한 향미가 있는 채소를 먹음으로써 식욕을 회복하도록 하는 것도 기분을 전환하는 좋은 방법이다. 경동시장이나 가락동 시작에 가면 씀바귀, 돌미나리 등을 쉽게 구할 수가 있다. 이들을 뿌리째 다듬어 소금물에 살짝 데친 후 초고추장에 무쳐 먹으면 좋다. 이때 느타리버섯을 데쳐서 함께 무쳐도 훌륭하다. 봄이라면 유채나물을 진간장, 마늘, 들기름으로 양념해서 무쳐 상에 올리면 입맛을 돋우어 줄 것이다.

슈퍼에서 사철 판매하는 치커리, 케일, 샐러리, 비트, 보라색 캐비지 등도 가끔 활용하면 좋다. 이들 채소류 가운데 미나리나 고구마, 무싹 등을 수경 재배해 보는 것도 시각적인 재미와 더불어 식탁을 풍성하게 하는 데 유익한 방법이라고 생각한다. 굳이 수경재배 용기를 살 필요는 없고 집에서 쓰지 않는 컵이나 그릇, 빈병 등을 이용하면 된다. 이때 쓰는 물은 받아 놓은 지 하루쯤 지난 후에 위에서 절반까지만 떠서 쓰도록 한다.

잎을 따먹는 채소의 경우는 섭씨 15°C 정도의 온도만 되어도 잘 자라므로 햇볕이 잘 드는 창가에 두면 사철 길러 볼 수 있다.

과일, 깨소금에 찍어 먹기

우리가 먹는 과일은 예외 없이 봄에 생육을 시작해서 더위 속에서 맛이 들고 가을에 영글도록 자연이 키워내고 있다. 따라서 음식의 성질로 보면 찬 성질을 띄게 된다. 특히 여름에 먹는 수박, 참외, 포도는 물론 수입 과일의 대부분이 열대 과일, 즉 찬 식품이다.

그런데 과일은 다른 식품에 비해 한 번에 섭취하는 양이 많다. 앉은 자리에서 한꺼번에 먹어치우는 사람들도 많이 보았다. 그러므로 과일을 먹을 때, 특히 여름에 과일을 먹을 때는 꼭 깨소금을 찍어 먹어야 한다. 깨와 소금을 절반씩 섞던가, 깨 60% 소금 40%의 깨소금을 만들어 두고 과일을 먹을 때는 항상 함께 내도록 습관을 들이도록 한다.

알아두면 좋아요!

생채소에 소금?

육류 섭취를 제한하는 자연식에서 야채나 과일 등을 생으로 먹을 것을 권하지만 소금 섭취량이 너무 적으면 자연식의 효과를 얻을 수가 없다. 우리 몸 속에 염분이 부족하면 신진대사가 활발히 이루어지지 않아 노폐물이 쌓이고 간과 신장의 기능이 약해진다.

또한 피가 탁해지므로 동맥경화로 이어질 수도 있다. 그러므로 음식물이 가진 영양소를 최대한 흡수하기 위해서는 적정한 양의 소금 섭취는 꼭 필요하다. 단 소금은 화학정제염이 아닌 각종 미네랄이 풍부한 자연염, 즉 구운소금이나 볶은 소금 등을 섭취해야 한다.

먹은 만큼 배설하고 있는가?

우리 몸 중에서 장기는 가장 중요한 기관이다. 건강에 문제가 있는 사람은 대개 배변을 못한다. 옛날 사람들 이야기 중에 '배설 잘 하고 밥 잘 먹으면 건강하다'는 말이 있다. 이는 배설의 중요성을 잘 알고 있었기 때문이다.

보통 자연건강법을 하는 사람은 하루 두 끼를 하면 하루 두 번 변을 보고 하루 한 끼를 하는 사람은 하루 한 번 변을 보아야 정상으로 배변을 한다고 말할 수 있다. 따라서 하루 세 끼를 먹는 사람은 하루 세 번 배변을 하여야 정상이다. 뱃속의 묵은 변을 제거하면 일단 몸이 가벼워지며 대부분의 병이 낫는다.

묵은 변, 즉 숙변을 제거하기 위해서는 일단 관장을 실시하는 게 좋다. 마그밀 세 알, 소금 반 스푼, 따뜻하게 데운 생수 800cc 정도로 관장을 하고 난 후 붕어운동을 5분 이상 실시하게 하고 20분 후에 변을 본다. 이때 대부분 많은 변을 본다.

그 다음 4시간에 걸쳐 된장찜질을 하면 배가 부글거리며 다시 한번 배변을 하게 된다.

관장을 하고 나면 피부와 얼굴 표정이 달라진다. 관장은 오른쪽 손을 베고 옆으로 누워 오른쪽 다리는 뻗고 왼쪽 다리는 90도 각도로 굽혀 올린다. 이때 항문이 열리며 관장기 주입이 쉽게 된다. 입을 벌려 아 하고 소리 내며 관장기에 참기름이나 올리브유를 바르고 항문에 투입한다. 튜브를 살짝살짝 누르며 주입시킨다. 배가 아프고 주입되지 않으면 살살 아랫배를 만져 주며 투입하면 쉽게 들어간다.

이렇게 하여 적당히 찌꺼기를 빼주고 된장찜질을 해준다.

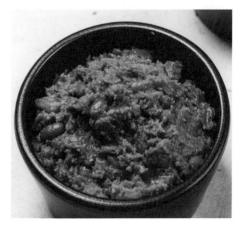

된장찜질은 통변을 잘되게 하고 배가 나오거나 아픈 것을 고치며 호흡을 편하게 하고 해열이나 복수의 흡수 등에 효과가 있으며 뇌일혈, 심장병, 정신병 등 대부분의 병에 효과가 매우 크다. 모든 병에 배설이 중요하다는 것은 많은 숙변이 장에 싸여 그 독으로 인하여 병이 생기는 것이기 때문이다. 그러므로 이와 같은 숙변 제거만으로도 치료에 큰 효과를 볼 수 있다. 된장찜질을 할 때 머리가 아프다거나 토하는 사람도 있으나 별로 염려할 필요가 없다. 4시간 동안 된장찜질을 하면서 생수를 먹어 주면 숙변을 불려 주는 데 도움이 되며 볶은소금을 자주 먹으면 훨씬 효과적이다.

자연건강법에서는 비눗물이나 글리세린 관장을 하지 않고 미온탕으로 관장을 한다. 비눗물이 장내에 들어가면 장에 문제가 생길 수 있기 때문이다. 이때 미온탕은 생수에 설탕을 섞어서 26~27°C 온도에, 물 1000cc 기준으로 10g의 마그밀과 3g의 볶은소금을 넣어 사용한다.

관장은 장내의 독소를 중화시키고 대장에서부터 조직에 수분을 공급하여 통변을 촉진시키거나 된장찜질 때 배변을 시켜야 할 경우 쓰여진다.

관장만 알아두어도 쉽게 건강을 회복할 수 있다. 특히 뇌일혈, 중풍 등의 발작에는 관장하여 배설시키는 일을 무엇보다 먼저 해야 한다. 일사병 증세라고 의심될 때나 간질병의 발작에도 관장하는 것이 도움된다. 단식 중에는 매일 관장하는 것이 좋다.

흔히 말하는 아랫배는 나잇살이 아니라 묵은 변, 즉 장 속에 들어 있는 숙변 때문이라는 것을 알아야 한다. 나이가 들면서 아랫배가 밑으로 처지고 뱃가죽이 두꺼워지는 것은 누가 보아도 건강상 좋은 현상이 아님을 우리는 알고 있다. 뱃가죽이 두꺼우면 우선 피부로부터 산소 공급이 부족하므로 장 쪽에 이상이 오고 문제가 생기는 것이다. 냉온욕을 할 경우 찬물에 들어갔을 때 아랫배를 잘 주물러 주면 살을 빼는 데 도움이 된다.

만병의 근원 변비

우리 민족은 아득히 먼 옛날부터 산 좋고 물 맑은 이 땅에 태어나 조상 대대로 슬기로운 문화를 창조하며 살아왔다. 우리 민족의 역사가 오래된 것처럼 음식문화도 우리에게 맞게 발전했음은 분명하다. 인류가 발생한 첫 시기에 사람들은 자연이 주는 열매, 풀, 뿌리 등을 채집하여 생식을 하면서 살았기 때문에 건강하게 살았다. 다시 말하면 배설을 잘 하고 살았다는 이야기이다. 하지만 식생활이 바뀌면서 배설에 문제가 생겼기 때문에 갈수록 신체 이상이 오는 것은 당연한 일이다.

놀라운 것은 현대인의 10명 중 7명은 변비 증상이라는 것이다. 오늘날 우리 모두의 건강에 대하여 안타까운 생각이 들었다. 배설하는 것만 잘 알아도 병은 없어지는 것인데 현대를 살아가는 우리들은 생활 하나하나 모두가 자연에 역행하는 것이 문제가 되는 것이다. 건강이 나빠지면 꼭 약을 먹어서 병을 고친다는 생각보다는 배설을 잘 하려고 노력해 보길 바란다. 맑은 물 많이 마시고 맑은 공기와 채소, 현미 오곡밥을 섭취하면 더 이상의 보약은 필요 없다. 절제하는 생활이 우리 몸을 살리는 길이다.

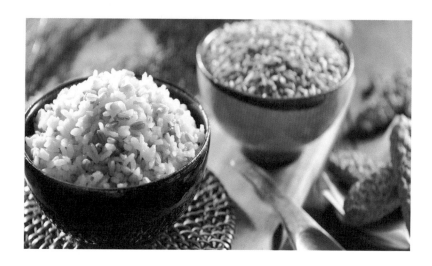

성인병을 이겨내는 자연건강법

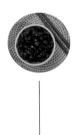

모든 문제는 식생활의 습관에 있다

이상이 생기면 바로 죽음과 이어지는 성인병은 여러 증세로 나타나지만 주로 심장질환과 고혈압, 동맥경화, 뇌졸중, 당뇨병 등 치명적인 것으로 나타난다.

여러 가지 병을 일으키는 주요 원인은 최근 들어 운동 부족과 비만, 식생활의 서구화를 들 수 있다. 이를 막기 위해서는 혈관기능을 약하게 하고 피 흐름을 방해하는 흡연이나 동물성 지방을 멀리하고 채소, 버섯, 해조류 등 콜레스테롤 수치를 낮추는 섬유질 식품을 자주 먹어야 한다. 또한 산책이나 가벼운 운동도 혈액순환과 성인병 예방에 도움을 준다.

성인병은 주로 콜레스테롤의 수치가 높은 잘못된 식습관에서 비롯되는데, 식사량을 적당히 조절하고 표준체중을 유지하도록 노력하는 것이 필요하다.

단 무조건 식사량을 줄이거나 단시일 내에 체중을 줄이는 식사요법은 금물, 또 식사

시간이 불규칙하거나 밤늦게 먹는 습관도 몸에 지방이 쉽게 쌓이게 한다. 하루에 섭취하는 총 칼로리는 일정하게 유지하면서 하루에 세 번 같은 양을 규칙적으로 제 시간에 나누어 먹는 것이 바람직하다.

성인병을 예방하기 위해서는 채소, 과일, 잡곡을 많이 먹는 식습관을 들여야 하며, 평소에 짜고 매운 음식을 피하고 스트레스는 바로바로 풀어주는 것이 좋다. 유산소 운동을 꾸준히 하면서 콜레스테롤 수치를 낮추려는 노력도 게을리해서는 안 된다.

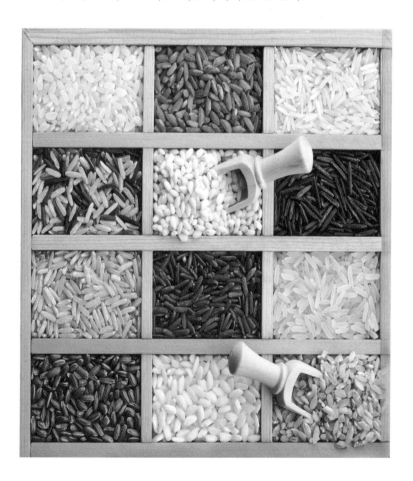

알아두면 좋아요!

당뇨병의 자각 증세, 생활 포인트

● 갈증 때문에 물을 많이 마신다

물을 자주 찾는 것이 가장 흔한 당뇨병의 증세이다. 목이 마르기 때문에 물을 많이 마시게 되고 따라서 소변도 자주 본다. 특히 밤 중에 소변을 보러 갈 때마다 물을 마신다 싶으면 당뇨 증세를 의심해 보도록 한다.

● 평소보다 음식을 많이 먹는다

당뇨병에 걸리면 음식을 많이 먹게 된다. 포도당의 대사 조절에 절대적으로 필요한 인슐린이 부족하면 혈액 속의 포도당이 근육세포 속으로 들어가는 속도가 늦어져 혈당이 높아지게 된다. 포도당이 근육세포 속으로 들어가지 못하면 근육세포가 포도당을 이용하지 못하기 때문에 많이 먹어도 살이 급격하게 빠지게 된다.

● 몸이 항상 나른하다

몸이 항상 무겁고 극도로 피곤하다. 남자의 경우 성욕이 감퇴하며 여자의 경우에는 월경이 불규칙적으로 나오는 등 몸의 신체리듬이 깨지게 된다. 그밖에 두통이나 불면, 피부 가려움증, 시력저하 등이 온다.

성인병의 종류

알아두면 좋아요!

당뇨병

당뇨병은 주로 중년 이후에 나타나는 질병으로, 대사 작용에 이상이 생겨 발병하는 경우가 많다. 소변으로 당이 빠져나가는 당뇨병과 몸 안에 요산이라는 물질이 지나치게 쌓여 생기는 통풍은 대표적인 내분비계 질환으로 과식과 단 것, 고기를 지나치게 많이 먹는 등 풍족하고 서구화된 식생활과 더불어 점점 증가추세를 보이고 있다. 따라서 합병증을 예방하려면 잘못된 식생활 개선을 우선시해야 하며 운동요법도 병행해야 한다.

고칼로리 식사를 피하고 혈당, 요산을 조절해 주는 식단을 짜야 한다.

당뇨병은 우리 몸의 혈액 중의 포도당 농도, 즉 혈당치가 높아져서 생기는 병으로 혈당치를 낮추는 식사 개선이 절대적으로 필요하다.

당뇨병을 치료하려면
● 식사요법을 철저히 지켜야 한다
당뇨병 환자의 식사요법은 하루 총 섭취 칼로리에서 800~1000kcal를 줄여야 한다.
총 섭취 칼로리가 결정되면 탄수화물 60%, 단백질 20%, 지방 20%로 한다.
당뇨병 환자는 식사를 하루에 3번 먹는 것보다 양을 적게 해서 먹는 것이 효과적이다.

● 식사 30분 후에 운동을 시작한다
가장 중요한 것은 격심한 운동을 피하면서 취미에 맞는 운동을 찾아야 한다는 점이다.
일단 시작한 운동은 매일 규칙적으로 계속해야 하며, 가능한 한 식사를 하고 30분이 지난 후에 시작해 30분 동안 계속하는 것이 효과적이다.

● 단 음식이나 술을 삼간다
당뇨병의 최대 적은 과식이다. 과식은 비만의 원인이며 비만은 당뇨병의 가장 큰 원인이라는 점을 명심한다.
살이 찌는 단 음식이나 술 등은 가능하면 먹지 않도록 주의한다.

고혈압

나이가 들면서 생기는 질환 중에 가장 큰 것이 고혈압이다. 고혈압은 젊은층보다는 중·장년층에 많기 때문에 대표적인 성인병이라 불린다. 고혈압은 그 자체보다 뇌혈전, 뇌졸중 등으로 발전하므로 특히 주의를 기울여야 한다.

정상 혈압 120/80mmHg, 최고 140에서 최저 90까지가 정상인의 혈압인데 그 이상이나 그 이하를 나타내면 고혈압이나 저혈압이라고 말한다.

고혈압은 그 자체는 병이 아니나 관상동맥질환이나 뇌졸중 등과 밀접한 관련이 있으므로 특히 조심해야 한다.

고혈압의 원인은 유전이나 인종, 연령, 환경 등에 영향을 받지만 대부분 육체적, 정신적 스트레스와 식생활과 밀접한 관련이 있다. 증세로는 두통, 불면증, 어지럼증 등의 증세를 보이는데 무엇보다 과식을 하지 않고 콩을 많이 섭취하는 것이 좋다. 현미나 해조류 등의 음식이 고혈압 환자에게 좋다.

동맥경화

보통 성인병은 고혈압에서 동맥경화로 그 다음은 당뇨로 진행된다.

이 세 가지는 현대인의 대표적인 성인병이라고도 불리는데 최근 들어 점점 늘고 있는 추세다. 고혈압이 오래 지속되면 필연적으로 동맥경화가 일어난다. 동맥 혈관의 벽에 지방이 쌓여 혈관에 탄력을 잃고 혈관이 점점 좁아지면서 혈액순환 장애를 일으키게 되는 것이다. 이처럼 비만, 당뇨, 고혈압은 운동부족과 같은 생활습관에서 비롯되며 식생활의 개선과 규칙적인 생활로 예방하거나 치료를 도울 수 있다.

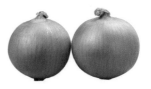

성인병에 좋은 음식

당뇨병

혈당의 수치를 조절하는 식품 중에 양파와 브로콜리만큼 좋은 게 없다.

양파는 고대부터 당뇨병 치료제로 쓰이던 식품으로 과학자들은 1923년 양파에 혈당치를 낮추는 효과가 있음을 발견했고, 1960년대에는 양파에서 분리된 화합물이 당뇨병 환자의 치유제로 쓰이는 톨부타마이드와 매우 유사하게 작용됨을 밝혀냈다. 이처럼 양파의 효과는 매우 크므로 많이 섭취할수록 좋고 날 것이든 조리를 한 것이든 자주 식단에 올리는 것이 좋다.

또한 브로콜리는 당 대사에 중요한 무기질인 크롬이 매우 많기 때문에 당뇨 초기에 크롬이 많은 식품을 섭취하는 것은 당뇨병의 진전을 늦추는 데 매우 중요한 역할을 한다. 크롬은 혈당치가 높으면 내리고, 낮으면 올리는 자동기능이 있다.

새우 브로콜리

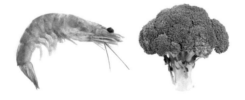

재료
새우(중하) 6마리, 당근 1/2개, 죽순 50g, 양파 1/2개, 피망 1/2개,
브로콜리 80g, 마늘 3쪽, 후춧가루, 소금, 청주 약간씩.

만드는 방법

① 새우는 너무 크지 않은 것으로 준비해 머리를 떼고 손질한다.

② 당근은 길게 반으로 잘라서 반달 모양으로 저며 썬다. 죽순, 양파, 피망도 비슷한 크기로 썬다. 브로콜리는 끓는 소금물에 살짝 넣었다가 꺼내어 파랗게 데친다.

③ 팬에 기름을 두르고 마늘을 충분히 볶아 낸 후 여기에 당근, 죽순, 양파를 넣어 볶는다. 새우, 피망, 브로콜리도 넣고 살짝 볶은 후 간을 한다.

콩죽

콩은 식물성 단백질과 아울러 지방, 비타민 C 등을 다량 함유하고 있어 채식을 하는 이에게 영양의 균형을 맞춰 주는 필수 식품이다. 육식에 못지 않은 풍부한 단백질을 공급해 주기 때문이다. 특히 콩을 갈아서 소금을 조금 넣고 마시는 두유는 우유 대신 어린이들에게 권장할 수 있는 영양음료로 손꼽을 수 있다.

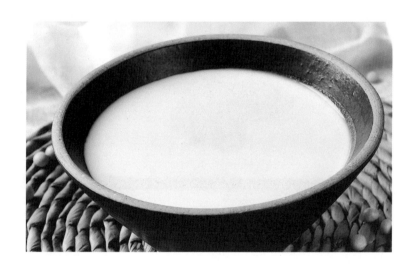

재료(5인분)

현미 1컵, 흰콩 3컵, 물 14컵, 볶은소금 3찻술

만드는 방법

① 현미는 3시간 이상 충분히 불려 체에 건진다.

② 흰콩은 5시간 정도 불렸다가 삶는다.

③ ①, ②를 섞어 믹서기에 간다.

④ 약한 불에서 나무주걱으로 저어가며 눋지 않게 끓인다.

⑤ 볶은소금으로 간을 한다.

현미 찹쌀 경단

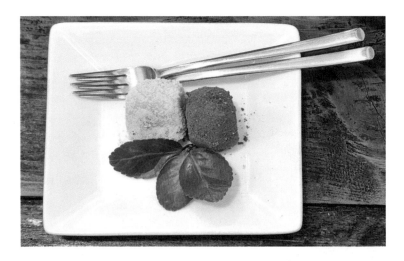

만드는 방법

① 현미 찹쌀가루와 찰수수가루를 7:3의 비율로 뜨거운 물에 반죽하여 밤톨만한 크기로 동글동

　글하게 빚는다.

② ①을 삶는다. 이때 떡이 둥둥 떠오르면 바로 건져서 찬물에 담가 둔다.

③ 식기 전에 각종 고물을 묻혀 색깔과 맛을 낸다. 고물 종류에 따라 콩가루 경단, 계피가루 경단, 깨경단, 실백경단, 밤경단, 쑥경단, 팥경단, 삼색경단 등이 있다.

▶ 찰수수 경단은 속칭 수수팥떡이라는 것인데 아기 백일이나 돌에 만들어 이웃과 나눠 먹던 떡이다.

고혈압·동맥경화

고혈압과 뇌일혈의 원인은 과식, 미식의 생활습관에서 온다. 영양분의 과잉, 육식을 많이 하는 사람, 생채식을 하지 않고, 생수를 마시지 않는 사람, 특히 땀을 많이 흘리면서 염분, 수분, 비타민 C 세 가지를 충분히 섭취하지 못한 사람에게 오는 것이다. 습관적인 변비, 운동부족, 특히 걷는 것을 적게 한 사람, 그리고 다리의 혈액순환 관계도 고혈압의 원인이 된다.

오른쪽의 맹장 부위 쪽 장에 숙변이 고이면 오른쪽 뇌의 혈관이 끊기고, 왼쪽 장에 숙변이 고이면 왼쪽 뇌의 혈관이 끊긴다. 숙변이 고여 있는 쪽의 관자놀이에 부풀음이 있고 또한 그쪽의 눈이 작아진다. 치료법은 영양을 줄이고 생수와 비타민 C를 위한 감잎차를 섞어서 하루에 2ℓ 정도 마시고 마그밀 복용으로 장의 숙변을 덜어 준다. 고혈압은 혈액이 진하고 하지가 굳어져서 혈액이 상체에 집중되어 있기 때문에 떨림 운동, 즉 모세혈관운동으로 혈액순환을 도와준다. 적당한 운동을 하는 것도 혈압을 정상으로 하는 데 필요하다.

그럼, 고혈압에는 어떤 음식들이 좋을까?

우선 장의 기능을 원활하게 하여 몸 속의 노폐물을 밖으로 내보낼 수 있도록 섬유질이 많은 채소류를 섭취하는 것이 좋다.

취나물이나 상추, 쑥갓, 시금치, 미나리 등을 비롯한 각종 산나물에는 비타민과 섬유질이 많으므로 고혈압의 예방과 치료에 도움이 된다. 신선한 과일과 현미, 해조류 등도 함께 섭취하면 좋다. 동물성 지방은 혈관에 쌓여 동맥경화를 유발하고 고혈압으로 이어지므로 피하는 것이 좋다.

취나물

취나물에는 여러 종류가 있는데 특히 곰취는 연할 때 생으로 쌈을 싸 먹기도 한다. 샐러드에 넣어 먹거나 연한 것으로 겉절이를 담기도 하는데 삶아서 말려 두었다가 겨울에 들깨가루에 무쳐 먹는다. 들기름을 넣으면 들깨가루의 맛과 잘 어울린다.

4월경에 어린 잎을 뜯어 나물이나 쌈을 싸 먹어도 좋고, 말려서 일년 내내 이용해도 좋다. 단백질, 지방, 각종 비타민과 미네랄 함량이 일반 채소보다 월등히 높다.

▶ 된장으로 무쳐도 아주 구수한 맛을 내면서 진한 향이 입맛을 돋운다.

　무즙, 오곡가루, 참기름, 흑임자를 넣어서 무친다.

▶ 나물거리를 삶을 때 소금을 넣으면 비타민 C의 손실을 막아주고 파란색도 유지된다.

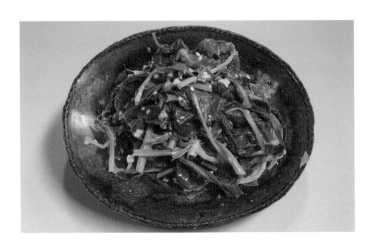

또한 염분이 채소에 흡수되어 기본 양념만으로 무쳐도 깊은 맛이 있는 나물이 된다.
▶ 말렸던 것은 물에 불렸다가 삶아서 먹기 좋은 크기로 썰어 간장, 들기름, 양파즙, 오곡가루로 볶아낸다.

약초 비빔밥

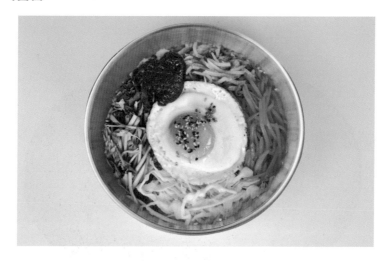

재료

겨자잎, 상추, 쑥갓, 깻잎, 사과 등 채소와 과일 300g, 찹쌀 적당량

만드는 방법

① 채소는 흐르는 물에 씻어서 큼직하게 썰거나 채를 썬다.

② 사과는 껍질을 벗겨 채썰고, 밥은 쑥쌀을 섞어 고슬고슬하게 짓는다.

③ 볼에 고추장과 식초, 물엿, 생강즙, 깨소금을 분량대로 넣고 잘 섞어 초고추장을 만든다.

④ 그릇에 밥과 준비한 재료를 담고 초고추장을 곁들여 낸다.

잡채

생채식을 하는 채식주의자들에게 환영받는 특별요리이다. 산나물, 마른나물, 버섯, 당면 등 여러 가지 재료를 함께 볶아서 먹는 요리로 영양분이 고루 배합된 훌륭한 요리이다. 냉채로 해서 겨자소스를 곁들여도 잘 어울린다.

▶ 생채식에 신경쓰는 사람이라면 표고버섯만 볶고 나머지 재료는 생채소로 마련해 버무려 겨자소스로 맛을 내서 먹도록 한다.

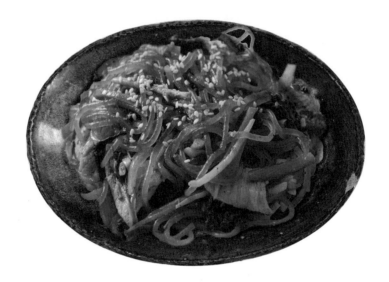

재료

불린 고사리 100g, 숙주나물 100g, 표고버섯 10g, 석이버섯 10g, 당면 20g, 미나리 줄기 20g, 배 1/2개, 파, 마늘, 간장, 참기름, 비정제설탕, 후추 조금

만드는 방법

① 표고버섯은 깨끗이 씻어서 미지근한 물에 담가 두었다가 끓는 물에 데쳐 굵직하게 채를 썰고 양념해서 기름에 볶는다.

② 숙주나물은 깨끗이 다듬고 데쳐서 체에 건져 놓았다가 간장, 참기름, 깨소금을 넣어 무친다.

③ 고사리도 5cm 길이로 손질하여 숙주나물처럼 양념하여 볶는다.

④ 당면은 따뜻한 물에 담가 불려서 두세 번 가위질해서 적당한 길이로 정리해 둔다. 기름을 두르고 간장과 비정제설탕을 조금 넣고 센 불에 볶는다.

⑤ 석이버섯을 따뜻한 물에 불려서 깨끗하게 손질하여 고명으로 쓴다.

⑥ 미나리는 소금에 절여 줄기만 5cm 정도로 잘라서 살짝 볶는다.

⑦ 준비한 잡채거리들을 완전히 식힌 다음 한데 섞어 간이 싱거우면 간장을 더하고 참기름, 깨소금, 후춧가루, 비정제설탕으로 갖은 양념한다. 마지막에 배 1/2개를 채쳐서 골고루 버무리면 된다.

▶ 각각의 재료를 센 불에 볶아야 색깔도 곱고 국물이 생기지 않는다.

버섯들깨탕

재료

표고버섯 10개, 양송이버섯 10개, 감자 2개, 양파 1개, 붉은 고추 1개, 소금 약간, 찹쌀가루 2큰술, 육수 5컵

만드는 방법

① 표고버섯과 양송이버섯은 큼직하게 썰고, 양파도 큼직하게 썬다.

② 감자는 반달 모양이나 도톰하게 썬다.

③ 들깨는 믹서에 넣고 갈아 가루로 준비한다. 찹쌀은 불린 후 믹서에 간다.

④ 냄비에 육수를 끓이다가 찹쌀가루를 넣고 감자와 양파를 넣는다. 부드럽게 익으면 버섯류를 넣고 들깨가루를 넣는다.

⑤ 소금 간을 해서 걸쭉하게 끓여 낸다.

신장병 및 장 기능 장애

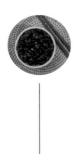

신장병, 피부가 먼저 느낀다

일반적으로 우리들은 얼굴에 피부병이 생기면 약제를 발라야 된다고 생각한다. 특히 여자들은 피부 상태의 변화에 아주 민감한 편이다.

신장병은 신장 기능의 80% 정도가 이상이 생겨야 자각증세가 나타나는 난치병이다. 신장염은 단기간에 치료 효과를 보기가 어렵기 때문에 장기간 꾸준히 인내심을 가지고 치료하는 것이 좋다. 특히 주의할 것은 신장염은 고혈압을 동반하기 때문에 이 점에 특히 주의해야 한다.(혈압이 올라가는 이유 : 요산, 즉 배설물이 잘 빠지지 않기 때문에)

신장병 및 장 기능 장애가 오면 일단 피부에서 먼저 자각증세가 나타난다. 원래 피부병은 몸 속의 독소가 신장을 통하여 오줌을 배설시키는 것이다. 그런데 피부과 약제를 바르는 것은 피부를 통한 독소배설을 방해하여 신장으로 내쫓는 것이기 때문에 신장염증을 일으키는 원인이 된다. 피부가 맑고 깨끗하지 못하면 대부분 신장이 나쁘다고 보아지며, 화장을 많이 하면 신장이 나빠진다고 할 수 있다. 그리고 우리 몸의 제일 중요한 부분인 발에 이상이 있을 때 신장이 나빠진다고 보면 된다.

신장병을 치유, 예방하려면 다섯 가지 이상의 생채식과 감잎 차를 마시면 좋다. 또 생수를 하루에 2ℓ 정도 마시고 비타민 C가 부족하지 않도록 생야채를 먹고 감잎차를 먹으면 좋다.

평상 같은 딱딱한 나무 위에서 잠을 자야 되며 경침, 목침 등을 사용해서 잠을 자면 신장의 위치를 바르게 잡을 수 있다.

평상에서 자는 것은 피부의 정맥을 자극하여 혈액순환을 잘되게 하고 피부와 밀접한 관계인 신장의 작용을 활발하게 하여 노폐물의 배설을 도와주며, 특히 흉추를 바르게 하여 신장의 위치를 바르게 하는 것이 되므로 평상의 이용은 신장병을 고치는 첫째 조건이다.

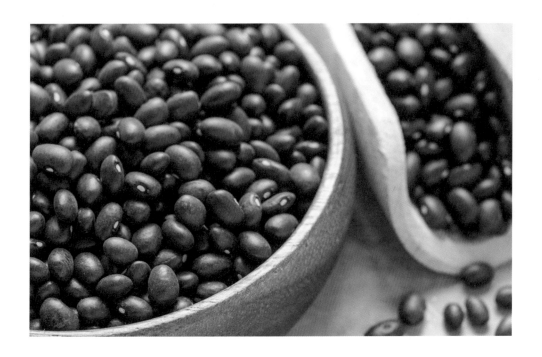

신장병 및 장 기능 장애, 이런 음식을 먹어라

신장염

이유 없이 피곤하고 부기가 있으며 소변 색이 검붉어지면 일단 신장에 이상이 생긴 것으로 봐도 좋다. 신장병은 단시간에 해결이 나는 병이 아니므로 철저한 식이요법과 꾸준한 인내심을 가지고 치료해야 한다.

이런 신장병 및 장 기능 장애에는 검은콩이 좋다.

검은콩은 신장염으로 인한 단백뇨의 배설에 도움을 주므로 붓기나 독소를 제거해 주는 데 효과가 있다.

또한 과일이나 신선한 채소를 많이 섭취하는 것도 섬유소가 늘어 이뇨작용을 돕는다.

호박전

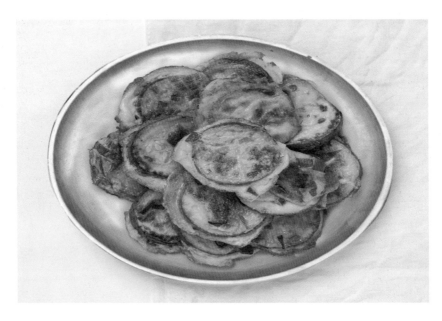

호박 1개, 표고버섯, 통밀가루, 달걀 노른자

만드는 방법

① 호박은 도톰하고 둥글게 썰고 표고버섯은 채로 썰어서 양념한다.

② ①을 볶아서 통밀가루와 달걀 노른자와 반죽하여 전을 부친다.

오이·노각 생채

초록빛의 오이와 노각의 색깔 조화가 이색적이면서 식욕을 돋운다.

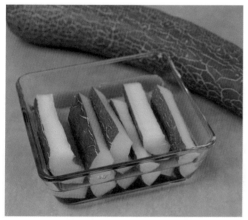 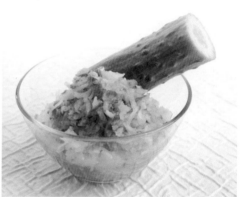

재료

오이 2개, 노각 1개, 파, 마늘, 검정 깨소금, 볶은소금, 참기름

만드는 방법

① 오이는 길이로 반을 자른 다음 반달 모양으로 얇게 썬다.

② 노각의 껍질을 벗기고 반으로 잘라 씨를 뺀 다음 채를 썬다.

③ 소금에 살짝 절인 오이와 노각의 물기를 짜고 참기름과 깨소금을 넣어 무친다.

▶ 새콤달콤하게 무쳐 내도 오이의 향이 살아나 구미를 돋운다.

신장결석

결석이라 함은 소변으로 빠져나가야 할 독소가 밖으로 나가지 못하고 체내에 남아 농축된 것을 말한다. 신장결석은 식이요법에 따라 생기기도 하고 없어지기도 하는 증세이다. 잘못된 식습관을 바꾸고 섬유질이 풍부한 음식을 섭취한다면 치료가 가능하다.

쑥나물

3월이 되면 제일 먼저 논둑이나 밭둑에서 돋아나는 흔히 보이는 풀이며 약재로도 많이 쓰인다. 요즈음은 봄이 아니어도 쑥차, 쑥술로 사철 이용할 수 있고 쑥떡, 쑥죽의 맛은 누구나 사랑하는 별미다. 생쑥을 넣고 전을 부쳐도 향이 독특하여 그 맛이 일품이다.

쑥을 소금물에 살짝 데쳐내어 볶은 콩가루, 소금, 깨소금, 참기름 대추 썬 것 등을 넣어 무치면 쑥의 쌉쌀한 맛과 대추의 달콤한 맛이 잘 어울리는 쑥나물이 된다.

신부전증

만성 신장염이 진행된 후에 오는 증세다. 신장에 영향을 주는 질환이나 손상으로 신장의 기능이 현저히 떨어져 체내에 노폐물이 쌓이고 이를 밖으로 배출하지 못해

온 몸이 붓고 구역질, 두통 등을 동반한다. 식이요법이 반드시 필요한 증세 중의 하나로 칼륨 성분이 풍부한 토란이나 다시마 등을 먹으면 좋다.

토란대나물

육개장을 끓일 때 많이 쓰이는 재료이다. 실 같은 껍질을 벗기고 끓는 물에 살짝 데쳐 멍석이나 채반에 널어 말려 바람이 잘 통하는 곳에 보관한다.

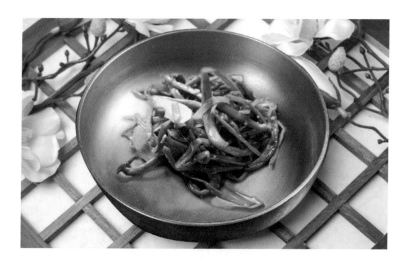

알아두면 좋아요!

토란은 원래 인도나 말레이시아반도 부근의 열대지역에서 재배되는 다년생 초본으로 지대가 낮고 습한 곳에서 잘 자란다. 우리나라에서는 전통적으로 추석에 토란탕을 끓여먹는 것이 풍습이었고 알칼리성 식품이라 소화를 돕고 변비 치료 예방의 효과가 있는 것으로 알려져 있다. 또한 섬유질이 풍부하여 비만에도 효과가 있고 피로회복이나 고혈압에도 효과적이다.
좋은 토란을 고르는 비결은 우선 알이 크지 않고(큰 것은 대부분 중국산) 껍질에 진흙이 묻어 있는 것이 신선하다. 또한 껍질이 벗겨진 것을 살 경우에는 너무 하얀 것은 피한다.
토란조림 외에도 요리를 할 경우엔 껍질 부분에 독성이 많은 것을 감안하여 조금 두꺼운 듯하게 벗기는 것이 안전하다.

재료

토란대 200g, 파, 마늘 다진 것, 참기름

만드는 방법 A

① 토란대를 살짝 삶아서 물에 잠시 담가 아린 맛을 빼고 잘게 찢어 6cm 정도의 길이로 썰어서 준비한다.

② 간장, 파·마늘로 양념한 후에 참기름으로 맛을 낸다.

  ▶ 말린 토란대로 나물을 만들 때는 하루 전에 물에 담가 두었다가 다시 삶아서
    씻어 이용한다.

재료

토란대 200g, 다시마, 멸치 국물, 현미 오곡죽, 무즙, 파·마늘 다진 것, 들기름

만드는 방법 B

① 토란대를 6cm 길이로 자른 다음 진간장과 다시마, 멸치 국물을 넣고 국물이 절반이 되도록
   오래 졸인다.
② 현미 오곡죽, 무즙, 파, 마늘 다진 것을 넣고 센 불에 졸여 마지막에 들기름으로 살짝 다시 한
   번 볶는다.

토란조림

생 토란을 만지면 손이 가려워진다. 이때 쌀뜨물에 소금을 넣고 알이 작은 토란을
골라서 삶아 내어 아린 맛을 없
앤다. 진간장을 들기름에 넣고
센 불에 두었다가 작은 불로 줄
여 삶아 낸 토란을 넣고 은근
하게 조린다. 토란이 익으면 조
청, 고추장을 넣어 윤기 나게
조린 후 통깨를 뿌려 낸다.

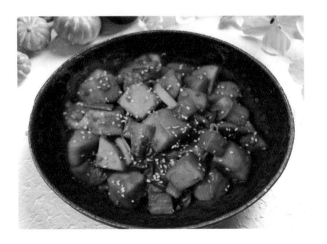

TIP ———————————

신장 기능 돕는 민간요법 **옥수수 수염 달인 물**

① 옥수수 수염을 그늘에 넣어 잘 말린다.
② 완전히 마르면 병에 넣어 밀폐한 후 통풍이 잘 되는 곳에 보관한다.
③ 말린 수염 20~30g에 물 3컵을 붓고, 그 양이 절반으로 줄 때까지 달인다.
④ 이 물을 걸러서 맑은 물만 받아 냉장고에 보관했다가 매일 2~3번에 나누어 먹으면
   이뇨작용에 도움이 된다.

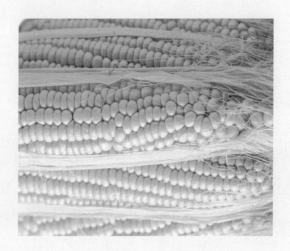

간장 질환의 모든 것

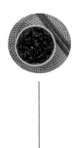

간장 장애를 부르는 생활습관

간장의 장애는 과식을 하는 사람이나 밤참을 먹는 사람에게 정말 위험하다. 몇 년에 걸쳐 우리들의 밥상을 살펴보면 자연으로부터 많이 멀어져 가고 있다는 것을 알 수 있다. 식품가공기술의 발달과 유통수단의 완비로 대량생산이 가능해지면서 음식을 오래 저장하기 위해 식품 첨가물을 과다하게 사용해 음식맛이 점점 자극적으로 변해간다.

인공감미료, 착색제, 방부제, 계면활성제, 보존료, 향료, 산화방지제, 팽창제, 살균제 모두가 가공식품 중에 들어 있는 것이다. 식품첨가물은 종류도 헤아리지 못할 정도로 많고 기준치를 가지고 시시비비가 일어나는 경우도 있지만, 하나하나의 만성 독성에 대해서는 알지 못하고 있다. 다만 분명한 것은 이로 인해 우리가 악영향을 받는다는 것이다.

우리가 흔히 슈퍼마켓에서 평소 즐겨 먹는 식품을 생각해 보자. 이 음식을 먹어서 간장에 미칠 영향을 한번쯤은 생각해 보아야겠다. 또 한편 의약품의 부작용으로 간장을 상하게 하는 경우도 결코 무시할 수 없다. TV광고를 보면 올바른 상식 없이 피로회복, 두통, 안정제에 특정 제품을 쓰는 항생제를 쓰라는 식인데 이런 것들이 간장을 침해한다는 것은 생각해 보지 못했을까? 신장병 환자가 신장을 치료하다 보면 위장 장애가 오고, 관절염 환자가 약물을 복용하다 보면 간장 질환이 오는 것을 볼 수 있다. 이 모두가 하나는 생각하고 둘은 생각을 못 했기 때문이다. 습관성으로 먹어 버리는 드링크제가 간장 장애를 불러일으키는 것이다.

또한 대도시에 살고 있는 사람은 복잡한 집단생활 때문에 기분이 초조해지고 정신적인 스트레스도 많이 받는데 이것이 간장 장애의 원인이 된다. 복잡한 사회 생활을 하면서 누구에게나 다가오는 장애물이지만 조금만 신경을 쓰면 건강한 길을 택할 수 있다. 문화에 지배받는 습관보다는 자연적인 습관을 받아들이면서 자유롭게 생활해야 한다.

남자들의 간장 증세, 이렇게 해결하라

남자들의 간장병은 술과 담배가 가장 큰 원인이다. 담배를 끊어버리면 우선 호전을 보이게 된다. 지방간의 경우는 단식을 하면서 체중을 빼고 완전생식을 3개월 정도 하면서 풍욕을 하루에 여섯 번 이상, 생수를 $2l$ 정도 마시고 냉온욕 한 번, 각탕요법을 병행해야 한다. 일주일에 하루는 단식을 하고 하루는 된장찜질 요법을 하면서 배설을 제대로 하도록 조절한다. 다섯 가지 이상 생채소로 녹즙을 만들

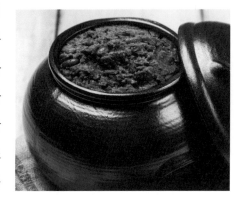

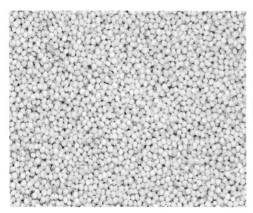
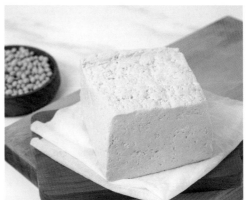

어 하루에 세 컵 이상 마신다.

이렇게 하면 무거웠던 몸이 가벼워지고 피곤함이 없어지면서 지방간이 회복된다. 간 장병으로 급성간염, 만성간염, 지방간, 간경변증, 알코올에 의한 간장 장애, 간장암 등이 있다. 조심스럽게 자연요법을 실행해야 할 만성간염, 간경변증 환자는 금방 영양을 줄 이는 것보다 단식을 하루 이틀 시켜 보고 또 채소죽을 10일 정도 먹도록 하고 생채식을 3일 정도 한 다음 또 죽을 먹여 보는 등의 신경을 써야 한다. 완전생식을 하더라도 미역 국이나 감자에 멸치를 넣어 조려 먹이기도 하고 콩류로 두유를 만들어 먹이기도 하는 등 신체를 달래면서 자연요법을 하는 것이 바람직하다.

허기가 지고 공복감을 크게 느끼는 것이 간장 장애 환자의 특징이다. 공복감이 느껴 질 때는 오곡조청에 매실 엑기스를 타서 먹이면 공복감이 없어지고 간장의 독소를 빼 주는 역할을 하면서 조청의 당분이 들어가므로 도움이 된다. 특히 생식을 하면 공복감 을 많이 느끼며 항상 배가 고프다는 표현을 한다. 식사량이 적을수록 식단을 잘 짜야 한 다. 수개월에 걸쳐 소식을 계속하지 않으면 안 되기 때문에 합리적인 영양소 배합을 생 각해야 한다. 현미 오곡, 생채소, 콩두부, 유부, 참깨 등을 필수로 먹고 특히 두부는 좋은 콩, 우리나라에서 생산된 콩으로 만든 두부를 먹어야 한다.

두부를 먹을 때도 간수를 빼기 위하여 끓는 물에 데친다. 이때 먹는 잡곡이나 음식에 세심한 배려를 해야 하는 것은 당연하다. 신체 이상을 느끼는 환자는 어린아이와 같다고 생각하면 된다. 면역력이 약해져 있기 때문에 될 수 있으면 무농약 농산물을 사용하는 것이 바람직하다. 현미밥 두 공기가 500칼로리, 두부 한 모 200칼로리, 생채소 다섯 가지 이상 200g과 참깨 조금하면 100칼로리 정도, 김이나 미역 조금 해서 모두 합해 800칼로리 정도 한다. 이것이 하루 분의 식사량이므로 두 끼(조식 폐지가 원칙이므로)에 점심, 저녁 나누어 먹으면 된다. 점심식사에는 생채소를 쌈장을 만들어 쌈을 싸서 먹고 현미 오곡밥과 두부 반 모, 밥 한 공기로 만족하고, 저녁식사에는 참깨를 10g 정도 뿌려서 두부 반모와 함께 먹으면서 김 반찬이나 멸치 무침을 조금 먹는 정도로 식사를 끝낸다. 이 정도의 음식으로 영양부족 현상을 일으키거나 하는 일은 없지만 평소에 섭취하던 대식가는 공복감을 참기가 힘들 것이다. 소식을 하고 채식을 하면서도 풍욕을 하지 않으면 영양실조가 올 수 있다. 산소 공급이 되어야 무기물이 분해될 수 있기 때문이다.

'풍욕 한 번은 밥 한 공기 먹는 것과 같다'는 말이 있다. 소식을 하며 하루 종일 배가 고프다는 생각이 나고 수개월이 지나야 건강회복을 할 수 있다. 평소 섭취량의 절반을 하루 아침에 줄이기란 죽음을 생각나게 하는 일이지만 건강을 위하여 평소에 절식하고 소식하는 것이 좋다. 처음에는 한끼에 600칼로리씩 먹어보고 그 다음에는 한끼에 400칼로리를 먹으면서 차츰 절식을 해 나가야 한다. 이 소식을 지키지 못하면 어떠한 요법을 열심히 해도 간장병을 극복하지 못하게 된다.

간장 질환의 회복을 위하여 생채소, 냉온욕은 필수

간장병에 제일 중요한 것은 식이요법이다. 생수나 생채소는 간장병에 좋은 약이다. 주의해야 할 것은 필요량과 본인의 위장이 견딜 수 있는 내용량과 균형이 맞지 않는 경우이다. 위장이 약한 사람은 생수나 채소가 좋다고 해도 자신을 생각하면서 섭취해야 한다. 간장이 약해져서 장의 연동운동이 둔해지고 숙변도 많이 정체되어 있어 생수도 마실 수 없고 채소도 소화가 안 되는 경우가 있다. 이런 환자는 처음에 죽염을 조금씩 먹으면서 여러 가지 채소와 현미 오곡죽을 만들어 조금씩 먹어 장의 연동운동을 도와주도록 한다. 그리고 녹즙에 소금, 참기름 한 방울을 떨어뜨려 먹으면 흡수력이 좋아지고 간장의 기능이 점차로 활발해지면서 장도 잘 움직이게 되므로 변통도 잘되고 지금까지 받아들이지 못했던 생수나 생채소도 점차 섭취할 수 있게 된다. 그때까지 마음을 놓고 조용히 음식을 개선해 나간다.

더위나 추위를 잘 타는 간장 장애에는 피부를 단련시키기 위해 냉온욕법과 풍욕을 열심히 하여 피부에 도움을 주고, 산소 공급을 받아들여 몸 속에 있는 독소를 빼내 주는 역할을 함으로써 간장이 하는 일을 도와주는 것이 중요하다. 이 요법을 하면 피로감이 없어지고 말로 표현할 수 없는 상쾌함을 느낀다. 그리고 마고약은 아픈 부위에 여덟 시간 정도 발라 주어 간장의 독소를 밖으로 빼 버리는 것이 중요하다. 처음에는 아무런 반응이 없지만 시간이 지나면 땀띠 같은 것이 돋아나게 된다. 이때는 몹시 몸살이를 한다. 심한 경우에는 며칠씩 잠이 오지 않는 경우도 있다. 그러나 걱정할 필요가 없다. 이 요법은 얼마간 시간이 지나면 딱지가 앉고 신기할 정도로 많은 이물질이 밖으로 쏟아진다. 이때 마고약 요법을 끝낸다. 마고약을 바른 부위에 마그밀을 발라 주어 상처를 좀 달래주면 된다.

일주일에 하루는 된장찜질을 하여 장 속의 찌꺼기를 빼
주는 것이 좋다.

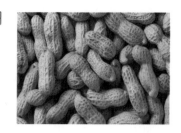

간장 질환에 좋은 음식보약

간염

간염은 대부분 간염 바이러스에 의해 일어난다. 과로를 피하고 충
분한 영양을 공급하면서 심신의 안정을 취하는 것이 바람직하다.
생선이나 콩류, 견과류, 민들레, 양배추
등이 좋다.

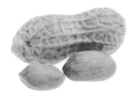

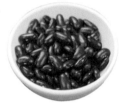

민들레 달인물

민간 약재로 많이 이용되고 있는 민들레는 그 강인한 생명력만큼 만병에 효과가
있다. 만성화된 간장병에도 역시 효과가 있는데, 간경변에도 민들레를 달인 물이 효
과적이다. 꽃이 피기 전의 민들레를 뿌리째 캐서 물에 씻은 다음, 햇볕에 말린다. 말
린 민들레 10~15g에 600cc의 물을 붓고 끓여, 그 양이 절반이 될 때까지 달인 양이
하루에 마셔야 할 양이다. 이것을 2~3회로 나누어 식사하기 전, 빈속에 마신다.

민들레나물

길섶에서 흔히 보이 는 민들레는 발길에 채 이면서도 아무곳에서나 잘 자라는 강한 생명력 을 가지고 있다. 이 생명 력을 취하기 위해 녹즙 의 재료로 많이 애용하

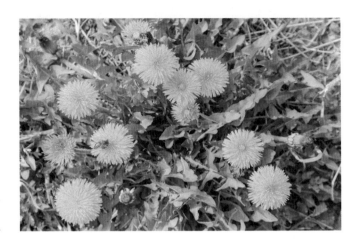

고 있다. 쌈으로 싸서 먹기도 하고 새콤달콤하게 나물로 만들어 입맛을 돋우기도 한 다.

재료

민들레 200g, 고추장, 양파즙, 파·마늘 다진 것, 감초물, 참기름

만드는 방법

① 어린 잎을 살짝 데쳐서 물기를 뺀다.

② 고추장, 양파즙, 파, 마늘, 감초물로 양념장을 만들어 나물을 무치고 참기름을 조금 떨어뜨 려 맛을 낸다.

감자와 현미 찹쌀 주먹떡

요즈음은 떡이 외면당하기 일쑤이나 감자와 현미 찹쌀을 재료로 해서 재미있는 모 양의 주먹떡을 만들어 주면 아이들도 재미있어 하며 떡을 좋아하게 만들 수 있다.

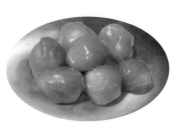
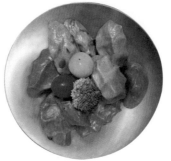

재료

감자 5개, 오이 3개, 양파 3개, 우엉 5뿌리, 버섯 10 송이, 현미 찹쌀

만드는 방법

① 감자를 통째로 삶는다. 소금으로 간을 해서 으깬다.

② 오이와 양파 껍질을 벗겨 곱게 다진 뒤, 소금에 살짝 절여서 베 보자기
에 싸서 물기를 뺀다.

③ 우엉, 버섯은 곱게 다져서 새콤달콤하게 간장에 조린다.

④ 오이와 양파 다진 것을 감자 삶은 것과 함께 뭉쳐 준다.

⑤ 랩을 펴 놓고 감자 뭉친 것을 넓게 편 뒤, 그 위에 ③의 재료를 넣고 손
으로 뭉쳐 모양을 만든다. 어렸을 때 먹던 주먹밥을 생각하면 된다.

현미 찹쌀 주먹떡 만드는 방법

속에 넣는 것은 감자 주먹떡과 마찬가지로 하고, 찹쌀밥은 고슬고슬하
게 지어 절구에 넣고 살짝 으깨어 준다. 현미 찹쌀밥으로 주먹밥을 만들어
준다. 홍고추를 다져 넣고 소금으로 간을 하여 겨자 발효한 것과 섞어서 새
콤달콤, 매콤한 맛을 낸 소스에 찍어 먹는다.

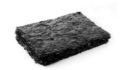

현미 오곡김밥

사이다 한 모금에 한 알씩 집어먹던 김밥, 김밥과 관련된 학창시절의 추억을 갖지 않은 사람이 있을까?

요즘 아이들이야 경우가 다르겠지만 쌀밥이 귀했던 시절을 겪었던 사람들에게 김밥은 소풍날이나 돼야 맛볼 수 있는 귀한 음식이었다.

김이나 흰밥도 그렇지만 김밥 안에 든 각종 재료들은 평소에 여간해서 맛보기 힘든 음식들이어서 소풍을 기다리는 마음은 결국 이 특별식을 기다리는 마음이기도 했다. 이렇듯 김밥이 사람들의 사랑을 받는 이유는 즐거운 날 먹는 음식이라는 점과 함께 맨밥에 비해 손이 많이 가는 탓에 주부가 큰맘 먹지 않고서는 준비하지 못한다는 것도 또 다른 이유다.

소풍 갈 때 아이들에게 맛과 영양면에서 최고가 될 새로운 김밥을 만들어 주는 것도 괜찮은 방법이 될 것이다. 그러나 꼭 흰쌀밥만 김밥의 속으로 쓸 필요는 없다. 흰쌀밥 대신 현미 오곡밥을 넣으면 잡곡이 섞인 밥을 먹지 않는 아이들에게 김밥의 마력을 이용

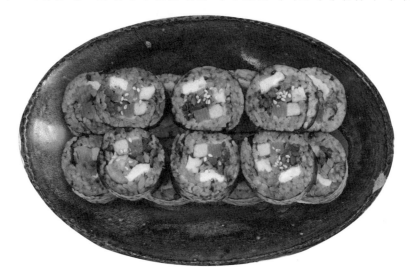

해 잡곡식을 친숙하게 해주는 계기가 될 수도 있다.

재료

김 20장, 현미 5컵, 5가지 이상 잡곡(통밀, 검정콩, 수수, 율무, 차조 등) 5컵, 동치미 무 조금, 박꼬지, 우엉 조림, 오이, 겨자소스, 레몬즙

준비

막 지은 현미밥에 식초 대신 레몬즙을 살짝 섞는다. 동치미 무는 길이로 썰고 박꼬지는 우엉과 같이 양념하고, 오이는 날 것을 채를 썰고, 이때 무는 같은 길이로 썬다.

만드는 방법

① 오곡 김밥은 흰밥과 달리 찰기가 적으므로 현미 찹쌀을 조금 넣어서 밥을 하면 좋다.

② 밥을 질게 하면 잘 싸지지 않으므로 고슬고슬하게 밥을 짓는 것이 맛을 내는 요령이다.

③ 김발 위에 김을 얹고 밥은 꿰져 나오지 않도록 적당히 김 위에 담은 후 준비된 재료들을 넣고 만다.

④ 상에 낼 때는 식초 간장에 마늘과 겨자, 설탕, 양파즙을 첨가한 소스를 곁들이면 상큼하다.

현미 오곡밥

오곡밥은 다섯 가지 곡식을 넣어 지은 전통음식으로 정월 대보름의 절식으로 알려져 왔다. 찹쌀, 차조, 붉은 팥, 차수수, 검은 콩 등을 섞어 짓는 것이 보통인데 여기에 현미를 섞어 김밥에 담아 본다. 현미를 섞는 이유는 무엇이든 가공하지 않고 통째로 먹어야 제 영양가를 다 낼 수 있다는 자연식의 첫째 원칙에 따른 것이다. 식물이 가진 놀라운 생명력은 씨눈에 있다. 쌀을 9분도, 8분도로

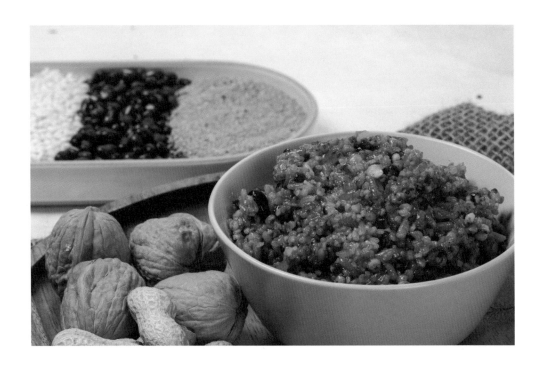

하얗게 도정을 하면 안타깝게도 씨눈은 떨어져 나가고 만다. 흰쌀로 밥을 지으면 보기에는 좋아도 당연히 영양가를 그만큼 상실하는 것이다. 현미는 이 귀한 씨눈을 고스란히 간직하고 있는 생명의 보고다. 이처럼 질병으로 고생하는 사람들에게 의사들이 현미밥을 권하는 데는 그럴 만한 충분한 이유가 있는 것이다. 각종 만성병의 치료와 예방에 효과가 있다는 것은 실천해 본 사람들이 경험으로 말해 주고 있다. 쌀의 씨눈에는 각종 비타민과 미네랄을 비롯한 영양소가 포함되어 있다. 씨눈은 혈액성장 이상을 바로잡아 혈관과 심장의 강화에 도움을 준다. 혈장 단백량이 많을 때도 현미식을 함으로써 씨눈을 섭취하면 그 양을 줄이는 효과를 거둘 수 있다.

이같은 유효성에 대한 인식에도 불구하고 쌀에 묻어 있는 잔류 농약에 대한 공포를 이유로 현미식을 피하는 사람도 있다. 그러나 현미는 유해물질을 분해·배설시키는 신비한 능력을 가지고 있음을 기억해야 한다. 현미식을 하는 사람이 백미를 먹는 사람에 비해 머리카락이나 손톱에서 카드뮴 등 중금속 물질의 함량이 적게 검출됐다는 일본의 연구결과가 있었다. 다만 현미 한 가지만을 먹게 되면 칼슘이 빠져나가 위장 장애를 일으키게 되기 때문에 현미와 다른 다섯 가지 이상의 잡곡을 섞어 밥을 짓는다.

밥이 준비됐으면 다음은 반찬 차례이다. 김은 양질의 단백질을 비롯해 비타민, 미네랄 등 풍부한 영양소가 함유된 대표적인 해초이다. 또한 김에 포함된 EPA(불포화 지방산)는 체내에서 콜레스테롤의 축적을 막아 주는 역할을 해 성인병 예방에 적지 않은 효과를 가진 것으로 밝혀졌다. 게다가 홍조류에 속하는 김은 카로틴을 다량 함유하고 있어 비타민 A의 좋은 공급원이 된다.

식초 배절임

우리가 흔히 먹는 배에는 염증을 진정시키는 작용이 있는데 간에 염증이 있을 때 나타나는 황달 증세에 식초 배절임이 좋다. 이때 식초의 신맛도 함께 맛있게 먹을 수 있다.

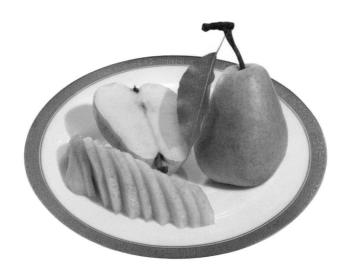

이용법

배의 껍질을 벗겨 얇게 썰어서 병에 넣은 후 배가 잠길 정도로 식초를 부어 하룻밤 정도 두었다가 조금씩 자주 먹는다.

재료

배 1개, 식초 1컵

만드는 방법

① 배는 껍질을 벗겨 얇게 썬다.

② 배를 병에 넣고 배가 잠길 정도로 식초를 붓는다.

③ 하룻밤만 지나면 신맛이 어느 정도 날아가서 먹을 수 있게 된다.

④ 하루에 60g을 3번에 나누어 먹으면 간장병, 간염으로 인한 황달에 좋다.

암, 과연 불치병인가

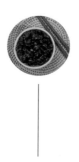

생활습관으로 암을 예방한다

걸렸다 하면 꼼짝없이 죽는 줄로만 아는 병, 암.

암은 현대인들이 가장 두려워하는 병으로 요즘 젊은 사람, 심지어는 어린아이까지도 암에 걸리는 등 누구도 암의 공포로부터 안심할 수 없다. 암은 무엇보다 몸의 면역력을 키우고 정기적으로 검진을 받아 조기에 발견하는 것이 최선책이다.

최근 평소의 식습관이 암 발생과 밀접한 관련이 있는 것으로 밝혀졌다. 따라서 암을 막아주는 식품을 잘 골라 먹으면 예방과 동시에 훌륭한 치료법이 된다. 녹황색 채소, 과일, 콩, 마늘, 버섯 등 항암 효과가 큰 식품을 평소에 많이 먹고 스트레스에 치이지 않고 즐겁게 살도록 노력해야 한다.

암은 세포가 정상적인 분화 과정을 거치지 않고 제멋대로 자라는 비정상 세포(암세포)로

암을 예방하기 위해서는

● 녹황색 채소를 많이 섭취
한다
해조류나 마른 김, 파래, 녹
황색 채소를 충분히 섭취하
면 암 예방에 효과적이다.

● 편식 과식을 삼가야 한다
식품 중에는 세포의 돌연변
이를 일으키는 물질이 들어
있는 것과 이를 억제하는
것이 있다. 따라서 구운 생
선을 먹을 때는 채소를 곁
들여 먹는 등 여러 가지 식
품을 적당히 섞어 먹는 게
좋다. 또한 지나친 과식은
삼간다.

● 비타민과 섬유질이 풍부
한 음식 섭취
비타민 A는 폐, 후두, 방광,
식도, 위, 결장, 직장, 전립
선 등의 암을 억제한다. 비
타민 C는 발암물질이 체내
에 생기는 것을 막는다.

● 생활면에서는
폭음을 피하고 담배를 줄이
는 것이 급선무이다.
장시간 햇볕에 노출되거나
생활 속의 화학물질에 노출
되는 것을 조심해야 한다.

바뀐 상태로서, 증식의 억제와 조절이 안 되어 계속 늘어나는 것이다.

정상 세포가 비정상 세포로 바뀌는 원인은 유전적 요인과 발암화학물질, 방사선과 자외선, 흡연, 계속되는 염증과 자극, 호르몬과 바이러스 감염 등으로 우리 몸의 면역성이 떨어진 상태에서 생긴다. 암에 걸리지 않기 위해서는 금연을 하고 인공 색소, 감미료, 방부제를 넣은 가공식품을 먹지 말아야 한다. 또한 햇볕이나 화학물질에 과도하게 노출되는 것을 피하고 일정한 부위를 오랫동안 반복해서 자극하지 않는 것이 좋다.

이렇듯 암의 원인은 유전이나 환경인자, 즉 흡연, 공해, 식생활에 의해서 비롯된 것임을 알 수 있다. 이 중에서도 35%가 음식물, 30%가 흡연, 3% 정도가 알코올에 의해서 발생한 것이다. 따라서 암의 발병과 식생활은 밀접한 관계가 있으며 유방암, 자궁암, 전립선암, 대장암 등은 특히 관련이 높다.

암세포가 싫어하는 것들

암 환자는 고단백으로 잘 먹어야 한다는 고집스런 상식이 우리 주변에 만연해 있다. 혹시 우리가 암 덩어리에게 먹을거리를 제공해 준다는 생각을 해보지는 않았는지. 암 덩어리가 좋아하는 것을 먹기보다는 싫어하는 요소를 제공하면 암은 우리가 알지 못하는 사이에 자연스럽게 사라지지 않을까.

자연요법, 산소, 비타민 C, 물, 소금 공급, 그 외의 보조요법, 운동요법, 단식요법, 이것이 바로 암이 싫어하는 요소들이다.

이처럼 최소의 영양공급을 하면서 자연에 가깝게 생활한다면 반 자연생활에서 잃었던 건강을 찾을 수 있는 것이다.

중병을 앓고 있는 사람은 먼저 생활을 반성해 봐야 한다. 매일 먹는 음식이 얼마나 중요한가? 질병이란 하루아침에 생기는 것이 아니고 평소에 먹고 생활하는 것이 나중에 나타나는 것이다. 중병에 걸렸을 경우 실행해야 할 자연건강법의 식생활을 소개한다.

1. 아침시간은 배설 기간이므로 먹는 것보다는 먹기를 중단하고 체내의 독소를 배설하여야 한다. 암 환자나 중환자들은 우선 여러 가지 건강요법을 지켜야 하는데 철저하게 생활을 바꾸지 않으면 안 된다. 필자가 환자들을 만나고 그들을 지도하면서 느낀 것은 이 요법은 환자 자신과의 싸움이라는 것이다. 어느 누가 도와줄 수 없는 일이며 고통을 이기는 자만이 살아날 수 있다고 생각한다. 우선 소화 능력이 부족한 사람은 현미 50%, 잡곡 다섯 가지 이상을 준비하여 곱게 갈아 만든 죽을 먹으면서 어느 정도 소화 능력이 생겼을 때 완전생식으로 들어가야 한다.

2. 현미 50%, 잡곡 다섯 가지 이상을 20일 먹을 양만큼 만들어서 준비한다. 현미와 잡곡들은 깨끗이 씻어서 말린 다음 방앗간에서 따로따로 갈아서 섞어 준다. 완전생식을 할 경우 생수에 현미가루와 오곡가루를 섞어서 미숫가루 먹듯이 조금씩 씹어 먹는다.

3. 생채소 다섯 가지를 잎 : 뿌리를 3 : 2의 비율로 잘게 썰어 두부소스나 무소스를 넣어서 맛을 내어 먹든지 생채소로 쌈을 싸서 먹는다. 조미료는 절대 사용하면 안 된다. 채소가 거칠기 때문에 소화 능력이 부족한 사람은 채소범벅을 만들어 먹는 게 좋다.

4. 생채소 다섯 가지 이상을 녹즙을 내어 하루에 세 컵 이상 마신다. 장의 흡수 능력을 돕기 위하여 소금 약간, 참기름 한 방울을 첨가하면 훨씬 효과적이다.

5. 생수를 하루 2ℓ 이상 먹는다. 조금씩 자주 마신다.

6. 냉온욕을 매일 해준다. 냉탕 1분, 온탕 1분 간격으로 하여서 냉탕으로 시작하여 온탕으로 끝낸다. 냉탕 8회, 온탕 7회를 한다.

7. 중환자는 풍욕을 8회 이상 해야 한다. 풍욕을 열심히 한 많은 환자들이 회복되는 것을 보았다.

8. 몸을 흔들어 주는 운동과 장의 연동운동의 6대 법칙을 지킨다. 6대 법칙은 풍욕을 할 때 실시하면 된다.

9. 죽염을 하루에 10g 정도 다섯 번에 나누어 먹는다. 죽염을 먹기 30분 전 후로는 물을 마시면 안 된다. 이때 물을 마시면 신장에 무리가 온다. 특히 죽염을 물에 타서 마시면 절대로 안 된다.

10. 2주에 한 번씩 무염일을 실시한다.

11. 된장찜질을 1주일에 한 번씩 한다.

12. 아픈 부위나 종양 부위에 마고약을 바른다.

13. 겨자요법을 3일에 한 번씩 실시한다.

14. 각탕요법을 매일 오후에 한 번 하는 것이 좋다. 환자에 따라 매실 엑기스나 스피루나, 맥주효모, 오곡조청, 치커리, 난유(계란기름) 등 보조식품을 이용할 수 있다.

15. 환자에 따라 단식을 하므로 빠른 회복을 할 수 있다.

독자들에게 부탁하고 싶은 것은 신토불이(身土不二), 즉 생명력 있는 음식, 우리나라에서 생산되는 음식, 제철에 나는 음식을 생활화해야 한다는 것이다.

암을 치료하는 식단

간암

50~60대 남자에게서 대표적으로 발생하는 간암은 다른 암에 비해 조기에 발견하기 어렵기 때문에 쉽게 피곤하고 코피를 자주 흘리며 술을 많이 먹는 사람은 수시로 건강 검진을 하여 예방하는 것이 좋다.

간암에는 굴이나 바지락 등 간의 작용을 활발하게 도와주는 해조류가 좋고 마늘이 특히 좋다. 마늘에는 셀레늄이라는 물질이 들어 있어 항암작용을 한다.

마늘쫑, 마늘장아찌

5월경에 덜 영근 마늘에 식초를 부어 3일 정도 두었다가 촛물을 따라 낸다. 여기에 진간장, 비정제설탕을 섞어 끓여서 식힌 후 다시 붓고 2~3주일 익힌다.

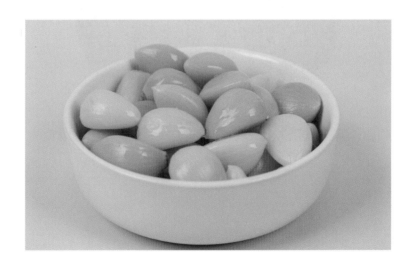

폐암

흡연과 도시화, 산업화에 따라 환경이 급격하게 나빠짐에 따라 폐암도 증가하고 있다. 폐암 발생 원인의 80%는 흡연이다. 폐암이 발생할 확률은 흡연량과 기간에 비례한다. 금연하면 위험도가 낮아지기는 하지만 비흡연의 수준에 도달하지는 못한다. 간접흡연의 경우도 폐암의 위험도가 1.5배 가까이 증가하고 시골보다 도시인의 경우 발생 확률이 높다. 폐암을 예방하기 위해서는 베타카로틴을 많이 포함한 과일이나 야채를 충분히 섭취해야 한다.

머위 된장무침

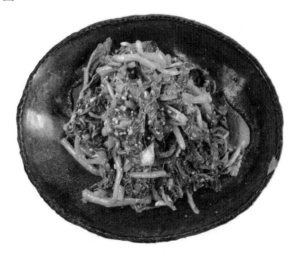

재료

머위대 300g, 된장 3큰술, 들깨가루 1큰술, 다진 마늘 1작은 술, 설탕 1/2작은 술, 참기름 1작은 술, 통깨 조금

만드는 방법

① 머위대는 껍질을 벗겨내고 굵은 것은 반으로 가른다.
② 손질한 머위는 쌀뜨물에 무르게 삶아서 물기를 꼭 짠다.

③ 된장에 들깨가루와 다진 마늘, 설탕, 참기름을 섞어 양념을 만든다.

④ 양념에 물기 짠 머위를 넣고 조물조물 무쳐 통깨를 뿌려 낸다.

시금치 들깨무침

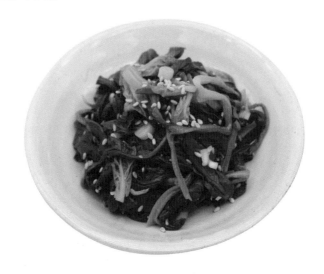

재료

시금치 400g, 들깨가루 4큰술, 들기름 2큰술, 소금 약간, 국간장 조금

만드는 방법

① 시금치는 다듬어 끓는 물에 소금을 넣고 끝부분부터 집어 넣어 잠깐 데친 다음 찬물에 재빨리 식혀 물기를 짠다.

② 볼에 물기 짠 시금치를 넣고 들깨가루와 들기름, 국간장을 넣고 조물조물 무치고 부족한 간은 소금으로 맞춘다.

대장암

갈수록 발병률이 높아지고 있는 암 중에 하나다. 고기를 즐기고 채
소를 적게 먹는 식습관 때문에 생기며 40~50대에서 많이 발생하는 것
으로 나타났다. 매일 매일의 식생활에서 육류 섭취를 줄이고 섬유
질이 풍부한 채소와 과일, 수분을 많이 섭취하도록 한다.

우엉·오이 생채

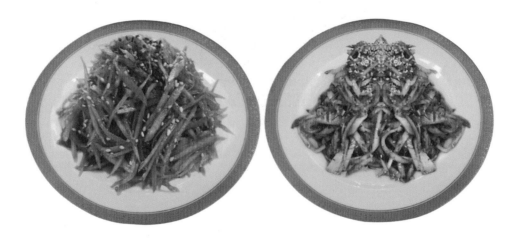

재료

우엉 1뿌리(250g), 오이 반개, 소금, 식초, 양념장(멸치액젓 1큰술, 고춧가루 1큰술, 설탕
1/2큰술, 깨소금 1작은 술, 식초 2큰술)

만드는 방법

① 우엉은 칼등으로 긁어 껍질을 벗긴 다음, 4cm 크기로 토막내어 저민다.

② 식초를 탄 끓는 물에 우엉을 넣고 약간 무를 정도로 데친다. 식초물에 데쳐야 색깔이 변하는

것을 막을 수 있다.

③ 오이는 소금으로 문질러 씻어 껍질색을 선명하게 한 후 우엉과 같은 크기로 납작하게 썬다.

④ 멸치액젓에 고춧가루, 설탕, 깨소금, 식초를 분량대로 넣고 섞어 양념장을 만든다.

⑤ 양념장에 썰어 놓은 오이와 우엉을 넣고 고루 버무린다. 실파를 송송 썰어 넣어도 좋다. 멸치 액젓이 들어갔기 때문에 며칠 두고 먹어도 맛이 쉽게 변하지 않는다.

유방암

현대의 문명암이라고도 부리는 유방암은 주로 폐경 전후의 여성, 불임여성, 또는 기름진 음식을 좋아하는 비만 여성에게서 주로 나타난다. 여자에게만 발견되는 유방암은 스스로 자가진단을 통해 예방이 가능하므로 수시로 체크해 보는 것이 좋다.

유방암에는 콩이나 순무, 브로콜리, 레몬, 딸기 등이 좋다.

콩고물 버무리

가지, 우엉, 느타리버섯, 어린 풋고추 등을 콩가루에 버무려 찜통에 쪄서 음식 만드는 지혜가 있었다. 콩가루의 구수한 맛과 채소의 담백함, 양념의 칼칼함이 한데 어우러져 고향의 맛을 느끼게 한다. 옛날 어머니들은 밥 위에 얹어 쪄서 음식 만드는 지혜가 있었다. 흰콩이나 아마인(아마의 씨)을 섭취하는 폐경기 전후의 여자는 에스트로겐의 분비량에 큰 변화가 없는 것으로 나타났다. 흰콩과 아마인은 에스트로겐의 농도와 활성을 증

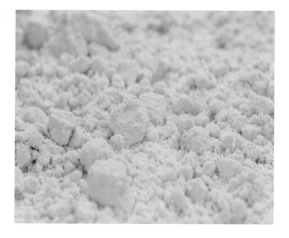

유방암 자가진단
매월 1회, 월경 후 유방에 이상
이 있는지 자가진단을 하고 6
개월에 한 번씩 전문적인 정기
검진을 받아 유방의 건강상태
를 체크한다. 폐경이 지난 경
우에는 매월 일정한 날을 정해
서 반드시 자가진단을 한다.
① 거울 앞에서 두 팔을 내리
  고 유방의 어느 한쪽이 위
  로 당겨지지 않았는지, 유
  두가 들어가 있거나 방향
  이 변해 있는지 살펴본다.
② 두 팔을 들고 유방의 한
  부분이 들어간 듯 보이
  는 곳이 있는지 살펴본
  다.
③ 반듯하게 누워 유방이
  가슴 위로 편평하게 되
  도록 한다. 왼팔을 겨드
  랑이 밑에 붙이고 오른
  손 엄지손가락을 뺀 나
  머지 손가락을 모두 나
  란히 하여 손가락 바닥
  으로 유방의 바깥쪽에서
  부터 안쪽을 향해 쓰다
  듬듯 번갈아 가며 만져
  본다.
④ 왼손을 머리 밑에 놓고
  가슴의 근육을 긴장시킨
  다. 유방의 안쪽에서 바
  깥쪽으로 살펴본다. 반
  대로 한번 더해본다.
⑤ 왼쪽 겨드랑이 밑을 만
  져보고 임파선이 부어 있
  는지 살핀다. 같은 요령
  으로 오른쪽도 살핀다.
⑥ 젖을 짜 보아 검붉은 분
  비물이 나오는지 본다.

가시키기 때문에 질 내 세포의 성숙도와 함께 질 내의 점성 역시 높인다.

폐경 전후의 여성들은 특히 된장이나 두부와 같은 콩 제품을 많이 먹는 것이 좋다.

재료

생콩가루 1컵, 가지 1개, 느타리 30g, 우엉 1뿌리, 어린 고추(또는 꽈리 고추) 한줌

만드는 방법

① 느타리버섯은 물에 한 번 씻어 먹기 좋은 크기로 찢어 놓는다.

② 가지는 5cm 길이, 1cm 두께로 썰어 준비한다.

③ 우엉은 5cm 길이, 0.2cm 두께로 썬다.

④ 고추는 꼭지를 따고 큰 것은 반으로 갈라 깨끗이 씻는다.

⑤ 준비한 재료에 콩가루를 묻혀 찜통에서 살짝 찐다. 오래 두면 색이 변하고 맛도 덜해진다.

⑥ 간장에 깨소금, 파·마늘 다진 것, 참기름을 넣은 양념장을 만들어 위에 얹어 상에 낸다.

자궁암

최근 증가 추세를 보이는 여성 암의 주요 원인은 호르몬 분비와 성생활에서 비롯되는 경우가 많다. 질 분비물이나 출혈이 나타날 수 있으므로 30대 후반의 여성은 정기검진을 받아 조기에 발견 치

료해야 한다.

여자의 몸 속에 달걀만한 크기로 자리잡고 있는 자궁은 여자의 건강을 좌우하는 중요 기관이다. 자궁암은 초기에 자각 증세가 없기 때문에 정기 검진으로 체크하는 것이 무엇보다 중요하다.

자궁암일 때는 자궁출혈이 있거나 설사, 변비와 같은 배변 현상이 나타난다.

자궁암에는 해조류, 시금치, 아스파라거스, 해바라기 씨, 오렌지, 밀배아, 레몬 등이 좋고 동물성 지방, 훈제식품, 버터, 초콜릿 등은 멀리 해야 하며, 일상의 식생활에서 비타민 C와 엽산이 풍부한 녹색채소류를 많이 섭취해야 한다.

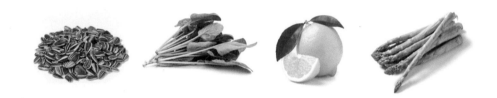

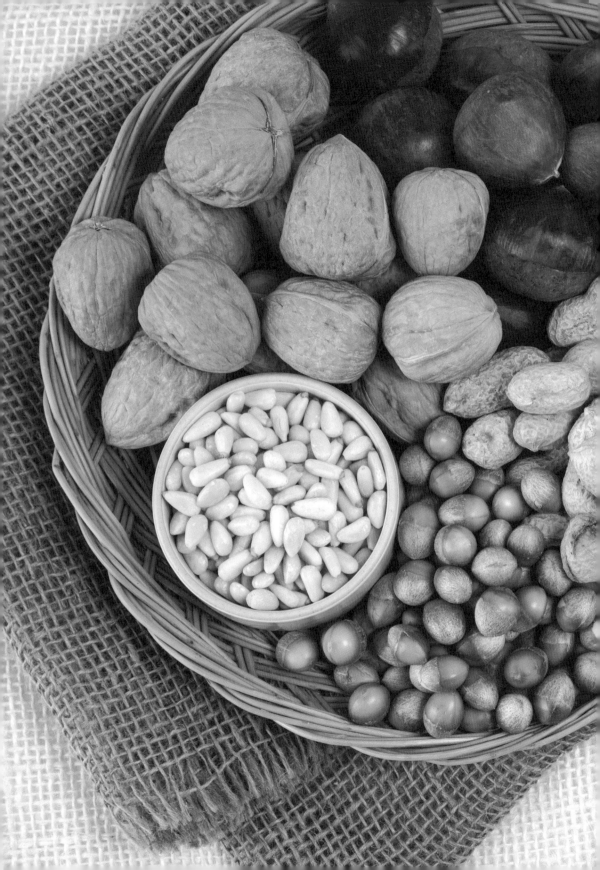

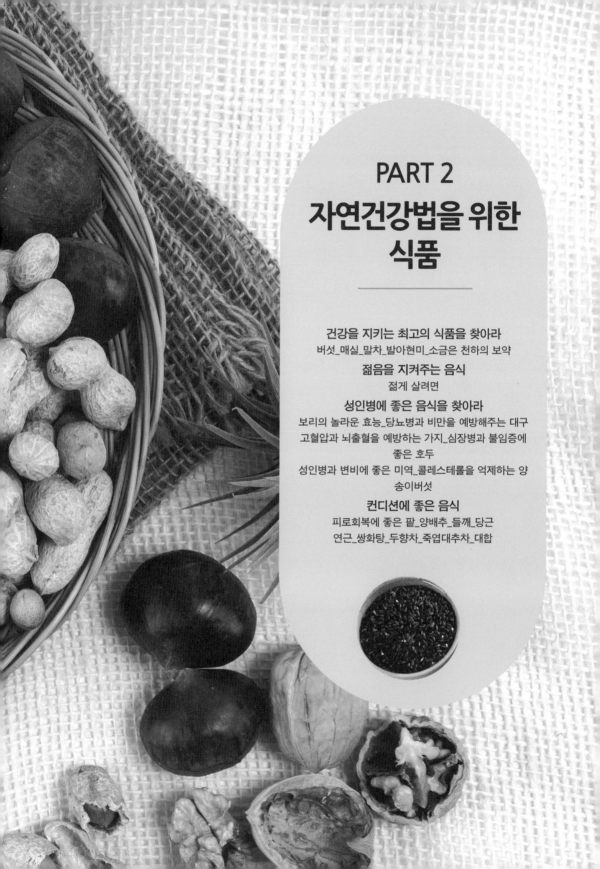

PART 2
자연건강법을 위한 식품

건강을 지키는 최고의 식품을 찾아라
버섯_매실_말차_발아현미_소금은 천하의 보약

젊음을 지켜주는 음식
젊게 살려면

성인병에 좋은 음식을 찾아라
보리의 놀라운 효능_당뇨병과 비만을 예방해주는 대구
고혈압과 뇌출혈을 예방하는 가지_심장병과 불임증에
좋은 호두
성인병과 변비에 좋은 미역_콜레스테롤을 억제하는 양
송이버섯

컨디션에 좋은 음식
피로회복에 좋은 팥_양배추_들깨_당근
연근_쌍화탕_두향차_죽엽대추차_대합

건강을 지키는 최고 식품을 찾아라

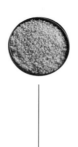

버섯

버섯은 면역력을 키워 세균 감염을 막고, 암 등의 종양을 억제하는 데 효과가 크다. 특히 버섯은 그 속에 들어 있는 항암물질 때문에 세계적으로 크게 각광받고 있다. 그 중에서도 표고버섯은 영양과 향이 좋아서 예로부터 널리 애용되어 왔다.

버섯은 고혈압이나 신장병, 위산과다, 위궤양에 좋아 약용으로 많이 쓴다. 버섯은 조리할 때 그 독특한 향기가 살아 있도록 양념을 쓰지 않는 것이 좋다. 버섯의 향은 열에 약하기 때문에 구울 때는 살짝 굽고, 찌개나 국에 넣을 때도 먹기 바로 전에 넣어 잠깐 끓여야 그 풍미를 살릴 수 있다. 버섯탕수를 만들 때도 기름에 빨리 튀겨내야 한다. 씻을 때도 짧은 시간 내에 씻어야

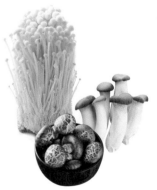

하며 오랫동안 담가 두거나 껍질을 벗기면 향기가 손실된다.

독특한 향과 맛으로 사랑받는 버섯은 종류도 다양하다. 흔히 볼 수 있는 느타리, 양송이, 표고 외에 싸리, 능이, 밤, 석이, 목이버섯도 있고 버섯의 왕자인 송이버섯도 빼놓을 수 없다.

버섯의 종류는 수백 종이 넘으나 우리가 흔히 먹는 식용버섯은 송이, 표고, 느타리, 싸리, 잣, 목이, 팽이버섯 등이다. 버섯은 수분 80~90%, 단백질 2%, 당질 7~8%, 무기질 1% 등으로 구성되어 있다. 이밖에 비타민 B와 D의 모체인 에르고스테롤이 풍부하고 버섯의 독특한 감칠맛을 내는 구아닐산이 들어 있다.

상황버섯

상황버섯은 고지대 뽕나무 고목에서 자생하는 노르스름한 버섯으로 목질진흙버섯이라고도 불린다. 야생 상황버섯은 말발굽 모양인데 기둥이 없고 마치 나무껍질처럼 딱딱하다. 동의보감에 어혈을 풀어주는 기능이 있다고 기록되어 있으며 80년대 일본에서 암 발생을 억제하는 효과가 높다는 실험결과가 발표되기도 했다. 상황버섯은 암의 발생을 억제하는 기적의 약용버섯으로 알려져 있고, 상황버섯에 들어 있는 풍부한 다당류는 비타민 E보다 항산화 효과가 뛰어나다고 한다. 완전한 암 치료제라기보다 암 치료 보조제로 쓰인다.

보통 소량의 상황버섯을 찬물에 넣고 은근히 달여 마시는데, 암 환자의 경우 반드시 의사나 대체의학 전문의사와 상의한 뒤 환자

버섯 손질법
팽이버섯은 갓이 작고 가지런한 것이 좋다. 조리할 때는 먼저 밑동을 잘라 내고 물에서 깨끗이 씻어 쓴다.

양송이버섯은 줄기를 만졌을 때 단단하고 통통하며 짧은 것이 좋다. 젖은 수건으로 먼지나 흙을 닦아낸 뒤 껍질을 얇게 벗긴다.

송이버섯은 갓이 너무 피지 않고 줄기는 만져봤을 때 단단하고 통통한 것이 좋으며, 오래되면 색이 검어지고 마른 느낌이 난다. 조리할 때는 먼저 밑동을 잘라내고 물에 깨끗이 씻어서 쓴다.

표고버섯을 고를 때는 안쪽의 주름이 깨끗하고 갓이 많이 열리지 않은 것이 좋다. 마른 표고버섯이 날것보다 향기와 맛이 뛰어나며, 줄기는 통통하고 짧은 것이 맛있다. 마른 표고버섯은 깨끗이 씻어서 먼지를 털어낸 뒤 40℃ 정도의 따뜻한 물에 20분쯤 불려서 쓴다.

의 몸 상태에 맞게 달여 먹어야 한다.

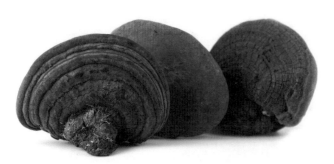

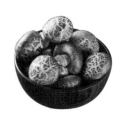

알아두면
좋아요!

버섯의 영양소를 모두
섭취하려면
버섯을 조리할 때는 물에
오래 담가두거나 장시간 가
열하지 않는 것이 좋다.
버섯에 들어 있는 항암성분
은 수용성이기 때문에 물과
만나면 물 속으로 다 빠져
나오기 때문이다.
그러므로 간을 조금만 하여
국물까지 버리지 않고 같이
먹어야 버섯의 영양성분을
모두 섭취할 수 있다.
생표고버섯은 햇볕에 20~30
분 정도 놓아두면 비타민 D
의 함량이 증가한다

표고버섯은 비만, 고혈압, 당뇨병 등 성인병을 예방하고 암세포
증식을 억제하는 효능을 가지고 있어 건강식으로도 그만이다. 표
고버섯의 항암 효과는 풍부한 레티난이라는 다당체 때문인데 이
레티난이 우리 몸의 면역기능을 높여준다. 또 버섯류 가운데 비
타민 C가 가장 많고 인터페론의 분비를 촉진하는 리보핵산이 풍
부해 감기 등 바이러스 감염 예방에도 효과가 있다. 그밖에 콜레
스테롤을 없애고 혈당과 혈압을 내려주며 칼로리도 없어 각종 성
인병 예방과 치료에 좋다.

표고버섯은 요리에 쓰이는 것 말고 차로 마셔도 좋다.

말린 표고버섯 50~60g을 깨끗이 씻어 주전자에 넣고 물 2l를
붓는다. 그리고 약한 불에서 반이 줄 때까지 달여, 물만 짜서 냉
장고에 보관한다. 연하게 달여서 자주 마셔도 좋은데, 쉽게 상하
므로 2~3일분씩만 만들어 냉장고에 넣어 둔다. 하루 서너 차례,

꿀을 1~2찻숟가락 정도 타서 마셔도 좋다.

　말린 표고는 깨끗이 씻어 하루 전에 불려 놓았다가 소금물에 데쳐낸다. 이때 버섯을 불린 물이나 삶은 물은 잘 두었다가 나물 무칠 때나 된장찌개 할 때 멸치국물과 함께 쓰면 천연조미료 역할을 한다.

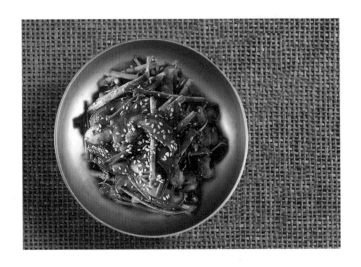

재료
표고버섯 50g, 고추장, 파, 마늘, 조청, 식초

만드는 방법
① 생 버섯은 소금물에 데쳐 채를 썰거나 잘게 찢는다.
② 고추장, 파, 마늘, 조청, 식초를 넣고 무친다.

▶ 들깨가루, 들기름을 넣고 무치면 고소한 맛을 낸다.
▶ 양파와 반씩 섞어도 맛이 잘 어울린다.
▶ 미나리, 오이, 물쑥과도 잘 어울린다.

느타리버섯나물

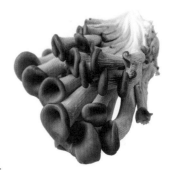

재료

느타리버섯 50g, 조청, 비정제설탕, 파, 마늘 다진 것, 볶은소금

만드는 방법

① 느타리버섯을 소금물에 살짝 데쳐낸다.

② 먹기 좋게 찢은데다 조청이나 비정제설탕으로 단맛을 먼저 낸 다
음 파, 마늘, 볶은소금으로 양념한 후 마지막에 식초를 넣는다.

송이버섯나물

가을에 잠깐 비치는 버섯이어서 좀처럼 보기 힘들지만 국을 끓이면 고깃국으로 혼
동할 만큼 맛이 기가 막힌 버섯이다.

재료

송이버섯 50g, 갖은 양념

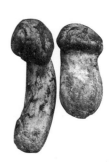

만드는 방법

① 사이사이에 벌레가 들어 있으므로 물에 담가 두어 벌레를 없앤다.

② 잘게 찢어 갖은 양념으로 무친다.

▶ 된장으로 간을 해서 무치기도 한다.

아가리쿠스버섯

흰들버섯, 신령버섯, 브라질버섯이라고도 부르는데 항암 효과가 있다는 일본 학회의 보고 이후 전 세계적으로 주목받고 있다. 생김새는 양송이와 비슷하지만 버섯대가 두껍고 길며 향기가 강한 것이 특징이다. 단백질, 미네랄, 불포화지방산이 풍부하고 항암 효과가 있는 다당체와 면역기능을 높이는 여러 가지 물질이 들어 있다. 최근 국내에서도 인공재배에 성공, 비교적 쉽게 구할 수 있다. 대개 말린 것을 차로 끓여 마시거나 술이나 엑기스를 만들어 먹기도 하고 각종 요리에 넣어도 좋다. 단 변질되기 쉬우므로 주의하도록 한다.

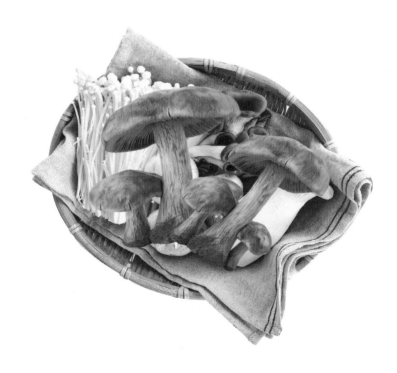

매실

　강 알칼리성 식품으로 체액이 산성화되기 쉬운 현대인에게 꼭 필요
한 식품이 바로 매실이다. 미네랄, 비타민, 유기산이 풍부하며 특히 매실
에 풍부한 구연산은 체질 개선, 신진대사 촉진에 좋고 피로 회복에 특효가
있는 것으로 알려져 있다.

　매실에는 핏속의 노폐물과 혈관벽의 찌꺼기를 없애 피를 깨끗하게 만들고 혈액순
환을 좋게 하는 성분도 많다. 따라서 매실을 꾸준히 먹으면 혈중 콜레스테롤을 막을
수 있고 고혈압이나 동맥경화, 심장병 등 심혈관계 질환을 예방, 치료할 수 있다. 매
실은 날로 먹으면 위에 부담을 주고 치아를 상하게 하므로 매실 엑기스나 식초, 술,
장아찌 등을 만들어 먹으면 좋다.

　매실은 훌륭한 식품인 동시에 귀중한 약품으로 최근 자연건강식품에 관심이 높아
지면서 그 진가가 재인식되고 있다. 한방에서는 해열, 수렴, 지혈, 진통, 구충, 갈증예
방에 이용한다. 여행 할 때 물을 바꿔 먹으면 배탈이 나는 사람도 매실을 먹으면 예
방 치료할 수 있다고 한다.

　매화와 매실을 이용한 우리 고유의 식품으로는 매화주, 매
화죽, 매화차, 매실주, 매육 엑기스, 매실 장아찌 등이 있
는데 이는 우리 선조들도 매화와 매실을 기호식품으
로 널리 애용했음을 보여 준다.

　매실에는 약 80%의 과육이 있는데, 과육의 85%
정도는 수분, 10% 정도는 당분으로 이루어져 있다.
또한 천연의 질 좋은 유기산이 많이 함유되어 있어서
피를 맑게 하고 세포를 건강하게 한다. 유기산으로 사과산,

구연산, 호박산, 주석산 등이 함유되어 있어 신맛이 강한데 이는 피로 회복과 입맛을 돋우는 효과를 갖고 있다. 특히 매실은 알칼리성 식품으로 그 속에 들어 있는 구연산은 해독작용과 강한 살균성이 있다. 그래서 식중독이 많은 여름에 매실을 먹으면 위 속의 산성이 강해져 조금 변질된 식품을 먹어도 소독이 된다. 또한 숙취 뒤에 매육 엑기스를 마시면 해독 효과가 금방 나타난다.

매실주(청매 10kg, 설탕 6kg, 소주 10ℓ)와 매육 엑기스를 만들어 두면 식용으로는 물론 가정 상비약으로도 좋다. 매실주는 식욕증진과 메스꺼움을 가라앉히고 신경통과 류머티즘에 특히 효과가 있다.

매실 엑기스

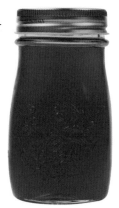

매실의 약효를 농축시켜 만든 방법이다. 매실을 씻어 물기를 완전히 빼고 1알씩 강판에 갈거나 길이로 6등분해서 씨는 발라내고 과육만 벗겨서 믹서기에 넣고 간 다음 면보자기에 싸서 즙만 받는다. 도자기로 된 냄비에 즙을 넣고 센 불에서 한번 끓인 후, 불을 줄이고 주걱으로 저어가며 5~6시간 조린다. 수분이 증발해 흑갈색으로 색이 변하고 주걱으로 떠 봐서 실이 끈적하게 나오면 깨끗한 유리병에 담아 보관한다. 아침 저녁 2~3작은 숟가락 정도 떠먹는다.

만드는 방법

① 5, 6월에 완숙 직전의 청매를 잘 씻어 물기를 없앤다.

② 씨를 뺀 후 과육(果肉)을 갈아서 즙을 낸다. 즙을 짜낸 찌꺼기는 같은 양의 꿀이나 비정제설

탕을 섞어 잼을 만든다.

③ 즙을 용기에 담아 약한 불에서 오래도록 달인다.

④ 즙을 달이면 색이 점점 다갈색으로 변한다. 흑갈색으로 변하여 검은 윤기가 나는 농축 고약
처럼 되면 다 된 것이다.

매실차

물 한 컵에 매실 엑기스 1~2작은술을 타서 매실차를 만들어 먹는다. 꿀이나 설탕
을 넣어 따뜻하게 마셔도 좋고, 차게 해서 마셔도 좋다.

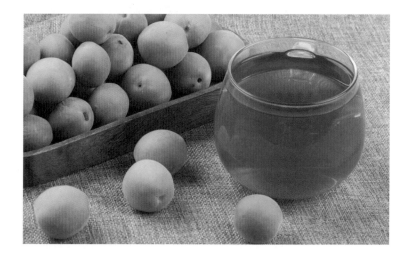

매실절임

단단하고 살이 많으며 상처가 없는 매실을 골라 깨끗하게 씻은 후 물기를 완전히
뺀다. 매실을 길이로 6등분해서 칼집을 넣은 뒤 씨를 발라낸다. 발라낸 과육 1kg에
설탕을 600~700g 정도 뿌려 잰 다음 유리병에 담는다. 맨 윗부분은 설탕을 1~2cm
두께로 덮어 설탕 마개를 만든 다음 밀봉한다. 15~20일쯤 지나면 잘 삭아 쫄깃한 매

실절임이 되는데, 건더기만 건진 후 꼭 짜서 죽염이나 볶은소금을 조금 넣고 간을 한다. 그런 다음 다시 깨끗한 유리병에 차곡차곡 담아 냉장고에 보관해 두고 먹는다. 남은 국물은 노릇하게 될 때까지 약

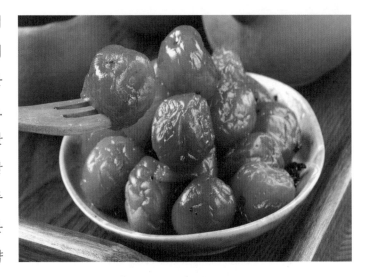

한 불에 달여, 병에 담아 두고 물에 적당히 희석해서 마신다.

　이때 설탕 대신 올리고당을 사용하면 더욱 좋다. 올리고당은 설탕의 약 1.6배 분량을 넣고 위에 깨끗한 돌멩이를 얹어 과육을 눌러줘야 곰팡이가 피지 않는다. 이 매실절임을 매끼 5~6조각 먹는다.

매실주

　상처가 없는 청매를 1~1.5kg 준비해 꼭지를 없애고 씻어 물기를 뺀다. 손질한 청매와 각설탕 500g을 번갈아 켜켜이 담고 소주를 1.8ℓ 정도 붓는다. 뚜껑을 꼭 닫아 어두운 곳에 보관, 3개월 후부터 마실 수 있다. 술을 담가 둔 매실은 1년 뒤 꺼내어 잼이나 젤리를 만들어도 좋다. 매실주는 적당히 물에 희석해 매일 마시면 피로가 풀리고 변비에도 좋다.

매실과 버섯탕수

원래 탕수육은 중국음식으로 돼지고기나 쇠고기를 사용한다. 그러나 고기 대용으로 각종 버섯을 이용하면 아주 색다른 탕수를 즐길 수 있다. 똑같은 요리법이라 해도 사용하는 재료가 다르면 새로운 맛을 내기 때문이다.

인공조미료를 전혀 쓰지 않고 매육 엑기스와 조청, 생강, 마늘 등 우리 고유의 향신료만을 이용하여 버섯탕수를 만들어 보자. 인공조미료에 길들여진 사람일지라도 독특한 향내와 감칠맛에 매료될 것이다.

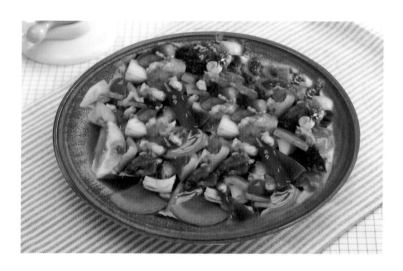

재료

표고버섯 100g, 양송이 버섯 100g, 오이 반 개, 당근 반 개, 청 · 홍고추, 생강, 마늘, 대추, 녹말가루, 감자, 호박, 매육 엑기스, 볶은소금, 조청, 식초, 비정제설탕

버섯탕수 만들기

① 표고버섯을 따뜻한 물에 넣고 30분 동안 우려낸다. 이 물을 자연조미료로 사용한다. 나머지

버섯들은 뜨거운 물에 살짝 데쳐 먹기 좋은 크기로 썰어 놓는다.

② 감자와 호박은 강판에 곱게 갈아 색을 내는 데 쓴다.

③ 녹말가루와 감자, 호박 간 것을 2:3 정도로 넣고 반죽하여 손질해 놓은 버섯과 잘 버무린다. 그리고 소금간을 살짝 한다.

④ 오이와 고추, 표고버섯, 양송이버섯은 보기 좋게 썰고 생강과 마늘을 얇게 저며 한데 넣고 살짝 볶는다.

⑤ 버무려 놓은 버섯을 적당량씩 집어 뜨거운 기름에 빨리 튀겨 낸다.

⑥ 표고버섯 우려낸 물에 매육 엑기스를 조금 넣고 조청, 식초, 비정제설탕으로 새콤달콤하게 간을 해 국물을 마련한다.

⑦ 튀긴 버섯에 볶아 놓은 재료, 대추 채 친 것을 섞어 ⑥에서 마련한 국물을 먹기 직전에 부어 낸다.

말차

최근 우리 식탁에 다이옥신이나 공해독 등 환경호르몬의 비상이 걸렸다. 환경호르몬은 여러 가지 건강상의 문제를 불러오기 때문에 체내에 쌓이지 않도록 하는 게 필수이다. 말차는 공해독이 몸 안에 쌓이지 않게 하며, 노화를 부추기는 활성산소의 독성을 억제한다.

말차란 5월에 나온 어린 찻잎을 그대로 갈아 만든 녹차 가루를 말한다. 녹차는 보통 카페인, 카테킨 등 35~40%를 차지하고 있는 수용성 성분과 비타민 A, E, 베타 카로틴, 섬유질 등 60~65%를 차지하고 있는 지용성 성분으로 나뉜다. 그러나 일반적으로 차를 마시듯 뜨거운 물에 말린 잎을 우려 마시면 수용성 성분만 흡수하게 되지만 가루를 내어 말차로 마시면 지용성 유효 성분까지 전부 흡수할 수 있어 몸에 더 좋은 효과를 가져온다.

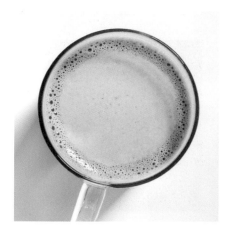

이처럼 말차가 다이옥신의 배설을 촉진하고 체내 흡수를 억제하는 효능이 있다는 것이 동물 실험을 통해 밝혀졌는데, 이같은 효능은 말차에 들어 있는 풍부한 식이섬유와 엽록소 때문이다. 식이섬유는 다이옥신을 흡

착해 몸 밖으로 내보냄으로써 소화관 내에서 다이옥신이 흡수되는 것을 막아준다. 또한 엽록소는 다이옥신과 결합해 다이옥신 흡수를 막는다.

이때 말차는 녹차 잎을 약사발이나 분쇄기 등으로 부드럽게 갈아서 사용한다. 말차로 만들려면 세작(여린 잎을 따서 만든 녹차) 이상의 고급차를 쓰는 것이 떫은 맛도 적고 좋다. 찻잔에 말차 1~2작은술을 넣고 60°C 정도의 따뜻한 물을 부어 거품이 나도록 잘 저어서 마신다. 말차는 녹차보다 카페인이 많으므로 나이가 많은 사람의 경우 잠자기 전에 마시는 것은 삼가는 것이 좋다.

더 맛있게 먹는 방법 **말차**

● 우유에 타서 마신다.

말차 1~2작은술을 같은 양의 미지근한 물에 넣고 잘 저은 뒤, 따뜻하게 데운 우유 300cc와 잘 섞어서 마신다. 하루 2~3회 정도 같은 방법으로 요구르트, 두유에 타서 마셔도 좋다.

● 음식을 만들어 먹는다

흰죽을 쑬 때도 가루녹차 5g을 넣어주면 간단히 차죽을 만들어 먹을 수 있다.
또 통밀 수제비나 만두, 밀전병, 떡 등을 만들 때 말차가루를 반죽에 넣어 만들어 먹으면 쉽게 말차의 성분을 섭취할 수 있다.

발아현미

씹기 힘들고 소화가 잘 안 되는 기존 현미의 문제점을 보완하고 현미의 우수한 영양가를 한층 더 높여서 먹도록 한 차세대 현미가 바로 발아현미이다. 현미를 발아시켜 싹까지 먹는 발아현미는 떠오르는 건강식품으로 주목받고 있다.

대부분의 과일이나 씨앗은 겉 부분에 영양가가 높다. 쌀도 마찬가지이다. 대개 쌀 눈과 속껍질에 단백질, 지방, 비타민 등이 풍부하고 속살에 해당하는 배유엔 녹말과 당분이 대부분이다. 따라서 현미에는 탄수화물, 비타민, 지방, 미네랄, 아미노산 등 영양소가 95%나 된다. 그러나 현미는 속 알갱이를 보호하기 위해 피틴이 겉을 감싸고 있어 딱딱하고 까칠까칠하며 잘 씹히지 않고 소화도 잘 안 되어 위장장애를 일으키기도 한다. 이같은 단점을 말끔히 해결한 것이 바로 발아현미다.

발아현미란 콩나물을 키우듯이 현미의 싹을 틔운 것으로 싹이 날 때 현미의 외피가 부드러워지기 때문에 씹기 쉽고 소화가 잘 되며 맛까지 고소해진다. 또 싹이 트는 동안에 쌀의 잔류농약까지 빠져나가 무공해, 유기농 쌀이 된다. 막 싹이 튼 발아현미에는 비타민, 무기질, 식이섬유가 현미보다 훨씬 많은데, 비타민 B$_1$은 달걀 20개, 우유 2l, 쇠고기 두근에 들어 있는 양과 맞먹는다.

생식

발아현미를 곱게 갈아 생식을 하면 다이어트에 대단히 효과적

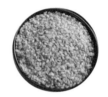

알아두면 좋아요!

생식의 재료를 한꺼번에?
생식을 오래 하겠다고 너무 많은 양을 미리 준비해 두면 오래되어 생명력이 떨어지므로 생식의 의미가 없어진다.
20일 정도 먹을 양만큼만 준비해 두고 계속할 경우 다시 준비하는 것이 좋다.

이다. 열에 약한 효소와 비타민이 파괴되지 않아 완전연소가 되므로 한달에 2~4kg
이 자연스럽게 감량된다. 발아현미 생식에 의한 감량은 체질을 개선시켜 몸에 무리
가 가지 않기 때문에 요요현상을 걱정할 필요가 없다.

각종 요리를 만들어보자

밥, 죽, 떡국, 고추장, 된장 등을 비롯해 쌀로 하는 모든 요리에 쌀 대신 사용하면
된다. 쌀에는 글루텐이 없어 끈기 있는 반죽을 할 수는 없으나 발아현미에는 밀가루
같이 반죽 성질이 증가하므로 다양한 요리가 가능하다. 밥을 할 때는 5시간 정도 불
렸다가 전기밥솥에 넣고 짓는다. 압력밥솥에서는 강한 열에 의해 영양소가 파괴되므
로 전기밥솥을 이용한다. 처음에는 발아현미를 조금만 넣어 콩, 율무, 백미 등과 섞
어 밥을 짓다가 점점 그 양을 늘려간다. 발아현미는 냉장고에 보관해 두고 먹는다.

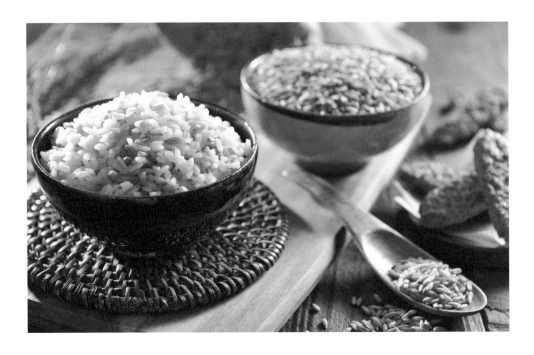

소금은 천하의 보약

현대의학에서는 소금 유해론이 정설로 통용되고 있다. 때문에 고혈압을 비롯한 성인병 환자에게 제일 먼저 소금의 섭취량을 제한하게 하거나 아예 무염식을 권장하는 것이 기본 처방으로 되어 있다.

성인병 전문의들은 소금을 하루에 3g, 많아도 10g 이상 먹어서는 안 된다고 단정짓고 있다. 그러나 한편에선 일부 학자들이 반대 의견을 내놓고 있다. "소금은 알맞게 먹어야 한다. 고혈압 예방을 위해 소금 섭취량을 줄이라는 충고는 잘못된 것이다."라고 말하는가 하면 고혈압 환자의 30% 정도만 소금 섭취량을 줄여야 할 뿐 나머지 70%는 소금을 적게 먹으면 오히려 병세가 악화된다고 주장한다. 또한 염분 과잉 섭취로 고혈압이 발생한다기보다는 오히려 칼슘 섭취가 부족할 때 고혈압이 발생한다는 조사도 있었다.

건강이 심각한 상태로 악화되었을 때 제일 많이 쓰이는 약품 중에 링거가 있다. 소금이 약으로 쓰이는 대표적인 경우로 링거는 바로 0.85%의 농도를 가진 생리 식염수인 것

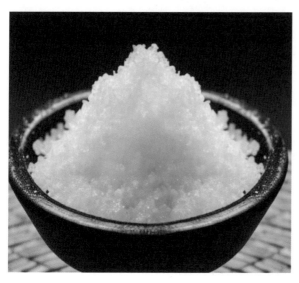

이다. 혈액을 비롯한 인체의 모든 체액이 0.85% 농도의 염도를 띠고 있기 때문에 소금이 무조건 인체에 해롭다고 말하기는 어렵다는 것이다. 소금은 인체 생리작용에서 중요한 기능을 하고 있음을 중요시해야 한다는 것이다.

우리가 매일 먹는 소금, '천하의 보약'이라고 일컬어지기도 하

는 소금이 인체에서 하는 일은 무엇일까? 소금은 몸 속의 노폐물을 배설시키고 음식물을 분해, 소화하는 신진대사의 주된 역할을 하고 있다. 이처럼 신진대사의 심부름꾼이라고 볼 수 있는 혈액의 적혈구가 기능을 발휘할 수 있도록 도와주는 것이 염분이다. 적혈구를 활성화시켜 온몸 구석구석까지 산소를 공급하도록 도와준다. 세포와 세포 사이에 삼투압이 균형을 이루도록 함으로써 혈액이 신진대사의 흐름을 원활하게 하도록 한다는 것이다.

따라서 몸 속에 염도가 부족해지면 곧 신진대사가 부족해지고 소화능력 또한 떨어진다. 근육이 굳어져서 딱딱해지고 권태감과 피로를 쉽게 느끼게 된다. 이러한 상태가 곧 염분 부족이다. 신진대사가 지체되어 노폐물을 몸 밖으로 내보내는 일이 제대로 되지 못하므로 몸 안에 독소가 쌓이기 때문이다.

또한 염분의 살균작용도 간과할 수 없다. 쉽게 말하면 식품을 저장하는 방법의 하나로

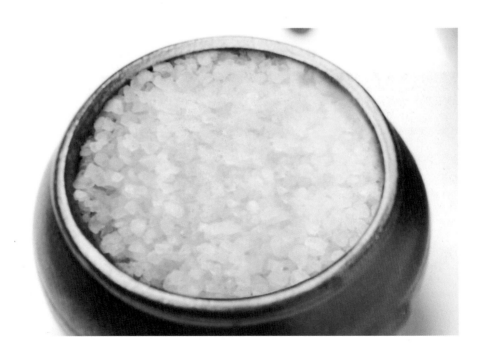

소금에 절이면 부패가 방지되는 것을 연상하면 된다. 유해한 물질이 세포와 혈관 속까지 미치지 못하도록 방패막 역할을 한다. 게다가 나트륨, 칼륨, 니켈, 아연 등 인체의 생리작용에 꼭 필요한, 소량이지만 중요한 미네랄 성분을 공급해 준다. 이 성분들은 야채, 고기, 곡식으로도 섭취가 어려우며 꼭 소금을 먹음으로써만 얻을 수 있다.

소금은 원시시대부터 인간의 생명유지에 반드시 필요했던 식품이며 약품으로도 소중히 여겨져 왔다. 그러므로 소금을 성인병의 원인으로 보고 무조건 멀리하지 말고 소금을 제대로 알맞게 먹는 지혜를 얻어내는 것이 중요하다.

어떤 소금을 먹을 것인가?

소금이라고 하면 보통 정제된 화학염인 흰 소금을 연상한다. 그러나 이것은 자연염인 천일염에서 미네랄과 유기물을 화학적으로 대량 정제 처리하여 염화나트륨 성분만 99.8%까지 응축한 것으로 인체에 부적합한 화학물질이다.

공해문제가 대두되기 전까지는 청정해역 바닷물을 뜨거운 햇빛으로 증발시켜 얻어낸, 알이 굵은 미네랄의 보고 천일염이 우리의 소금이었다. 그러나 바닷물의 오염으로 이 천일염을 그대로 먹을 수가 없게 되자 어떤 소금을 먹어야 할까 걱정하게 되었다.

소금의 질로서 최상의 것을 꼽자면 단연 죽염이다. 죽염은 대나무의 유황 성분, 천일염의 핵비소, 황토흙, 그리고 송진의 기운이 모여서 농축된 것으로 소금이라기보다는 탁월한 약효를 지닌 신약이라 일컬을 만하다. 그러나 가격이 비싸 일상생활에서 식용으로 쓰기에는 부담이 된다. 그 대안으로 천일염을 씻어서 볶아 먹는 방법이 있다.

볶은소금 만드는 법

대나무 체에 천일염을 넣고 생수를 끼얹어 간수(독성)가 빠지도록 한다. 5일쯤 지나서 가마솥이나 프라이팬에서 3~4시간 볶아 연한 회색빛이 되면 분말로 만든다.

볶은소금은 음식 조리용으로 쓰고 양치질에도 사용한다. 대부분의 불순물은 열을 가하면 가스 형태로 되어 달아나버리기 때문에 인체에 유해한 성분을 분리시키는 방법을 이용한 것이다. 이때 꼭 천일염(토판염, 굵은 소금)을 이용해야 하며 창문을 활짝 열어 환기가 잘 되는 장소에서 볶는다. 소금 알갱이가 튀는 것도 조심하자.

염분 섭취의 이상적인 방법

소금은 주로 음식을 통해 섭취한다. 아무리 보기 좋고 정성을 들인 음식이라도 간이 맞지 않는 음식은 맛있다고 느낄 수가 없다. 소금을 제외한 그 어느 것도 소금처럼 맛을 내는 조미료는 없다. 그런데 예로부터 우리 조상들은 식품조리에 소금을 직접 사용하지 않았다. 간장, 된장, 고추장을 담가 맛을 내는 역할을 하게 했다. 또한 최근 세계적인 발효식품으로 각광받는 김치를 비롯하여 장아찌, 젓갈 등을 담가 필요할 때 사용했다. 이처럼 염장 발효식품이 되는 동안 소금의 부작용이 중화 내지 해독되는 것으로 밝혀졌다. 또한 야채에 포함된 농약성분이나 유해물질도 물에 씻거나 소금에 절이는 방법보다 양념에 절였을 때 훨씬 많이 빠져나가는 것으로 밝혀졌다.

소금을 직접 먹지 않고 장류, 김치, 젓갈 등의 염장 발효식품으로 만들어 먹은 선조들의 지혜가 새삼 우러러 보인다.

만성피로, 스트레스를 날려주는 **향기요법**

향기요법은 방향성 식물에서 우리 몸에 유익한 향 성분을 추출해 질병을 치료하는 것이다. 향이 있는 약초라 불리는 허브는 생명력과 상처를 낫게 하는 뛰어난 치유력을 지니고 있다. 또한 허브는 간단하게 차로 끓여 마실 수도 있다. 자연의 힘과 색을 그대로 느낄 수 있으며 건강에도 좋은 효과를 본다. 허브차는 생허브, 말린 허브, 허브꽃 등에 끓는 물을 부어 우려낸다. 생허브를 이용할 경우 미리 데운 티포트에 씻은 생허브를 넣고 끓는 물을 부어 뚜껑을 덮고 4~5분간 우려내어 마신다. 말린 허브로 차를 끓일 때는 생허브보다 약간 짧게 3분 정도 우려낸다.

허브꽃은 잎 못지않게 향이 강하고 색깔이 예쁜데 뜨거운 물을 부어 차를 끓이면 독특한 향기와 색깔을 내어 차로 마시기에 좋다. 허브의 여러 기능을 이용해 향기목욕이나 마사지, 차로 우려내어 마시는 등의 방법을 이용하면 만성적인 스트레스와 피로에서 벗어날 수 있다.

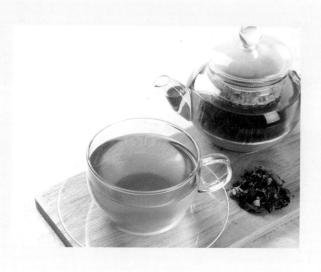

젊음을 지켜 주는 음식

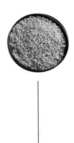

젊게 살려면

의학발달과 식생활 개선으로 평균 수명은 74세에서 85세로 늘어나 이제는 단순히 오래 사는 것 못지않게 질병 없는 노후, 젊게 사는 법 등에 대한 관심이 높아지고 있다. 나이가 들면 면역기능이 약해져 각종 병에 걸리기 쉽다. 하지만 노화가 곧바로 병에 걸리기 쉬운 상태를 의미하지는 않는다. 올바른 식습관과 규칙적인 운동으로 체력을 키우며 건강을 유지할 수 있기 때문이다.

일본인의 평균수명은 미국인보다 5년 정도 길다. 이는 생선과 곡류, 채소의 섭취량이 많고 육류 섭취량이 적은 일본인의 식습관 때문이다. 미국인들이 즐겨먹는 패스트푸드나 가공식품은 에너지는 공급하지만 영양결핍을 부른다. 균형 잡힌 식단이 중요하며 특히 노화의 원인인 고열량 식품을 주의한다.

젊게 살려면 베타 카로틴이 풍부한 음식을 먹어야 한다. 베타 카로틴은 암이나 심장 질환의 원인을 억제하는 데 효과가 있다. 녹색 잎이 많은 채소, 노란색이나 오렌지 색 등의 과일이 좋은 공급원이다.

또한 갱년기 이후의 여자들은 비타민 D를 많이 섭취해야 칼슘 흡수를 돕는다. 비타민 D가 강화된 우유나 기름진 생선을 주로 먹고 하루에 비타민 D를 충분히 보충하도록 해야 한다.

비타민 E는 혈액순환을 돕고 심장마비에 걸릴 확률을 줄이며 면역 체계를 강화한다.

또한 칼슘의 섭취에도 주의를 기울여야 한다. 그밖에 장의 운동이나 혈압을 정상적으로 유지하고 암이나 심장 질환을 예방하는 섬유소의 섭취를 늘리며 항암 작용을 하는 셀레늄이 많이 들어 있는 마늘, 양파, 브로콜리 등을 섭취한다.

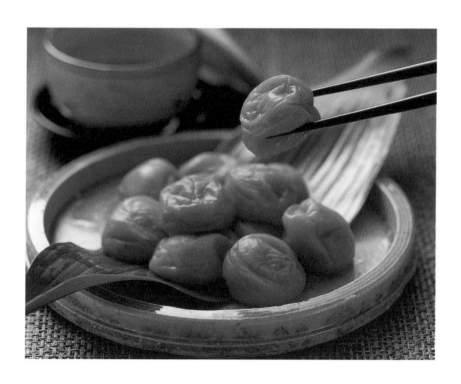

피로를 풀어주는 음식보약 양파

알아두면 좋아요!

양파를 썰 때
양파에 들어 있는 이황화프로 황화알릴 등의 화합물 때문에 양파 껍질을 벗기거나 썰 때 눈이 매워 손질하기가 불편하다.
이럴 때는 양파를 물 속에 넣어 껍질을 벗기면 괜찮아 진다.
눈을 자극하는 이 화합물은 수용성이기 때문에 물 속에 넣으면 물에 흡수되어 녹아 나오기 때문이다.
끓는 물에 살짝 데쳐도 괜찮아진다.

양파는 당질이 많이 함유된 채소이며 주종은 과당, 포도당과 자당이 거의 같은 비율로 들어 있다. 마늘과 같이 백합과에 속해 있으며 으깨면 효소가 작용해 알리신이라는 물질이 생긴다. 알리신은 장속에 있는 세균에도 파괴되지 않고, 비타민 B_1의 체내 흡수를 도우며, 신진대사를 촉진하여 피로를 완전히 물리치는 힘을 길러준다.

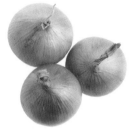

몸이 나른하고 다리가 무거운 만성피로를 해소하려면 양파를 많이 먹는 것이 좋다. 주 요리로는 양파스프 등이 있다.

가장 값싼 스트레스 해소제 식초

식초는 초산, 구연산 같은 유기산이 풍부하여 인체의 신진대사를 촉진시켜 준다.

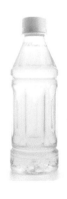

식초는 제조법에 따라 양조식초와 합성식초로 구분되는데 양조식초는 발효법을 이용한 것으로 밀, 쌀, 옥수수, 지게미 등을 원료로 한 것을 말하고, 합성식초는 화학식초를 가미한 것을 말한다. 이때 건강에 좋은 식초는 단연 양조식초다.

식초는 체액을 약알칼리성으로 유지시켜 주고 항스트레스 호르몬인 부신피질 호르몬을 배출해 준다. 또한 칼슘 흡수를 도와주므로 골다공증에 좋고, 기미와 검버섯, 여드름같이 신체의 독을 없애주는 데도 효과가 있다.

이밖에 요산과 같은 몸 속의 노폐물을 배출하여 통풍 등을 예방하고 체내 지방화합물의 합성을 방지해 동맥경화를 예방하고 혈압을 낮추며 비만에도 효과가 있다.

평소 식초 요리를 많이 섭취하면 좋다.

피부미용과 뇌에 좋은 연어

연어는 머리끝에서 꼬리까지 하나도 남김없이 먹을 수 있는 자양이 풍부한 생선으로 지방이 적고 맛이 담백하여 다이어트 식품으로도 좋다. 또한 피로를 방지해 주는 B_1, B_2, 니아신 같은 B군과 비타민 D가 풍부하여 피부 미용에 좋다. 몸통에는 필수 아미노산이 풍부하게 들어 있고 지방에는 뇌를 건강하게 하고 동맥경화를 예방하는 DHA 같은 불포화 지방산이 많다.

연어는 날것으로 먹었을 경우 감염될 우려가 있으므로 살짝 훈제한 것을 먹는 것이 좋으며, 회로 먹을 때는 깨끗이 손질하고 포를 떠서 싱싱할 때 급속 냉동시켰다가 필요할 때 야채와 곁들여 먹으면 좋다.

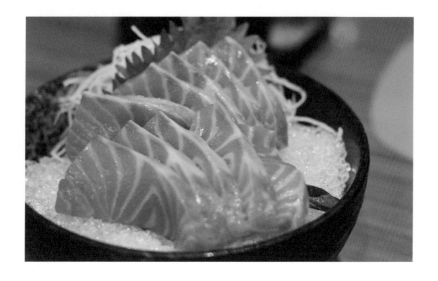

피로를 빨리 풀어주는 비정제설탕

비정제설탕은 사탕수수를 짜낸 즙에 석
회를 넣고 바싹 조린 정제하지 않은 설탕
이다. 단백질이 과일보다 많고 칼슘은 우
유의 2.4배, 철은 시금치의 약 1.3배를 함
유하고 있다. 마그네슘과 아연, 구리 같
은 미네랄도 풍부하다.

비타민은 B_1, B_2, 니아신 같은 B군이 미
량이나마 들어 있다.

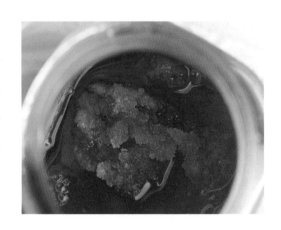

설탕 같은 당분은 에너지를 빨리 보충하기 때문에 피로를 잘 풀어준다. 또
한 당분은 칼슘을 소비하기 때문에 칼슘이 없는 백설탕보다는 칼슘
이 풍부한 비정제설탕이 피로 회복에 적당하다. 그렇지만 지나치게
섭취하면 중성지방이 늘어나거나 혈당치가 높아져 비만과 당뇨병
의 원인이 된다.

피로회복과 소화를 도와주는 파인애플

파인애플은 평균 기온이 20°C 이상인 열대 기후에 적당하고, 건조한 기
후에도 잘 자라는 과일이다. 비타민 C의 함유량은 과일치고는 적은 편
인데 감귤류의 높이고 사과의 약 4배 정도이고, 미네랄은 칼륨, 아연,
구리가 약간 많은 정도이다.

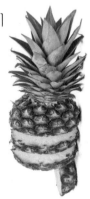

파인애플에는 브로메린이라는 단백질 분해 효소가 들어 있어 고기나
생선, 치즈 같은 단백질 식품을 많이 섭취한 후에 먹으면 소화흡수를 도

와준다. 특히 질긴 고기에 파인애플을 넣으면 고기가 연해지고 맛도 좋아지는데 돼지고기와는 음식궁합도 좋다. 탕수육과 카레라이스에 넣으면 맛도 순해지고 영양도 만점이다.

피로와 권태를 물리치는 부추

오장의 기능을 진정하고 위의 열기를 없애는 것으로 잘 알려진 부추, 마늘과 더불어 비타민 B_1의 흡수를 돕는 알리신이 들어 있어 B_1부족으로 생기는 피로와 권태감을 예방하고 스테미너를 길러준다.

특히 카로틴과 비타민 E가 매우 풍부하게 들어 있어 기름과 함께 섭취하면 흡수가 좋아지므로 부추볶음을 해먹으면 혈액순환을 돕고 피부를 윤기나게 한다.

구리와 칼륨이 풍부하여 빈혈 예방에 좋고 특히 혈압이 높은 사람에게 권할 만한 채소다. 부추와 버섯을 기름에 볶아 계란으로 싸서 먹으면 손쉬운 피로 회복 요리가 된다.

포도 레몬즙

포도에 들어 있는 구연산 등 유기산은 신진 대사를 좋게 해 피로회복에 도움이 된다.

포도당은 단당류이기 때문에 체내에서 빠르게 흡수되어 곧바로 에너지원이 되며, 레몬 역시 구연산이 많이 함유되어 있어 포도와 함께 음용하면 도움이 된다.

재료
포도 2송이, 레몬즙 1큰술

만드는 방법

① 포도는 씻어 껍질과 씨를 제거하고 얼음과 함께 갈아 레몬즙을 섞는다.

▶ 취향에 따라 꿀을 섞는다. 수분이 적어 믹서로 갈기 나쁘다면 물을 넣어도 상
관없다.

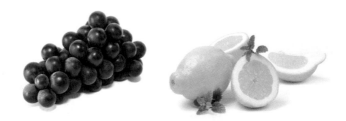

성인병에 좋은 음식을 찾아라

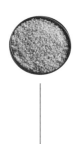

보리의 놀라운 효능

보리는 오곡의 장이라 불릴 정도로 좋은 식품이다.

쌀에 비해 비타민, 칼슘, 철분이 많이 들어 있어 빈혈, 고혈압 등에 예방 효과가 크며 섬유질이 많아 변비를 예방해 주고, 장운동을 활발하게 하여 소화작용을 돕는다.

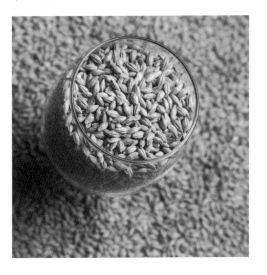

보리는 추위 속에서 자란 한기가 응축된 식품으로 봄이나 여름에는 더위를 식혀주는 역할을 하고 체질적으로 비위에 열이 많은 소양인에게는 그 열을 식혀주는 역할을 한다. 반면 비위가 냉한 소음인들은

비위를 더욱 강하게 만들 위험이 있으므로 피하는 것이 좋다.

보리죽을 자주 먹으면 위장의 기능이 강화돼 소화도 잘된다.

쌀보다 단백질 함량이 높고 필수 아미노산도 많아 쌀밥 위주의 식생활에서 오는 영양의 불균형을 막아 주며 혈관의 노화방지, 기미 예방, 위장 보호, 성인병 예방 효과가 있다.

당뇨병과 비만을 예방해 주는 대구

지방 함유량이 적고 단백질의 아미노산 구성이 우수한 대구는 큰 것 한 토막에 약 70kcal의 열량을 가지고 있다. 그러므로 비만과 당뇨병, 심장병 등 열량을 제한해야 하는 사람에게는 좋은 단백질 공급원이다.

콜레스테롤이 적게 들어 있고 비타민이 풍부하며 칼륨, 아연, 마그네슘 등이 골고루 들어 있다.

하지만 인의 함유량이 칼슘의 4배나 되기 때문에 전골요리를 할 때는 칼슘이 풍부한 다시마와 두부를 넣으면 균형을 이룰 수 있다. 이때 유채나 청경채같이 칼슘과 카로틴, 비타민 C, 식물 섬유가 많이 들어 있는 야채를 넣으면 모든 영양소를 고루 섭취할 수 있다.

고혈압과 뇌출혈을 예방하는 가지

가지의 주성분은 수분이며, 칼륨과 구리, 카로틴이 함유되어 있다. 영양면에서 보자면 특별한 것이 없이 과채류 가운데 영양가가 낮은 편이지만 특유의 고운 빛깔을 지니고 있어 식탁에 자주 오른다. 가지는 기름을 잘 흡수하므로 식욕이 없을 때 칼로리 공급을 쉽게 할 수 있어 좋다. 가지는 뇌출혈을 예방하고 혈압을 내려주므로 고혈압 환자에게 좋다.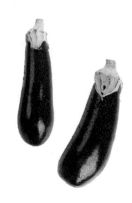

가지양념구이나 가지 볶음의 형태로 요리를 해먹으면 된다.

심장병과 불임증에 좋은 호두

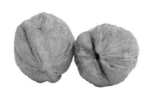

호두는 혈중 콜레스테롤 수치를 내리고 해로운 콜레스테롤을 줄이는 효과가 있어 심장병과 고혈압의 예방에 도움이 된다. 하루에 3개, 약 30g을 섭취하면 심장병의 위험율을 10% 정도 줄일 수 있다.

호두는 지방을 많이 함유하고 있는데 90%는 콜레스테롤을 저하시키는 불포화 지방산으로 리놀산, 리놀렌산, 올레산 등이다. 체내의 노화물질을 억제하고 불임에도 효과가 있다.

호두죽을 만들어 먹으면 좋다.

성인병과 변비에 좋은 미역

미역은 겨울 해초로 매년 12월부터 이듬해 3월까지 수확한다.

미역은 미네랄과 무기질이 풍부하여 다른 채소류에 비해 비타민이 고른 분포를 보인다. 특히 칼슘, 카로틴, 요오드 함량이 풍부한 알칼리성 식품으로 육류와 같은 산성식품과 함께 섭취하면 산도를 중화시켜 준다.

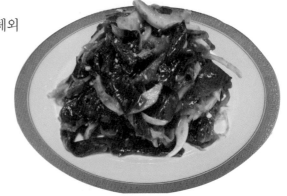

미역의 섬유질은 장 속에 있는 노폐물을 체외로 즉시 배출하기 때문에 비만, 당뇨병, 심장병, 고혈압, 변비에 효과적이다. 또한 체액을 깨끗하게 정화시켜 질병을 예방하고 체질을 개선하는 데 좋다.

콜레스테롤을 억제하는 양송이버섯

버섯은 보통 날 것으로 먹지 않지만 양송이버섯만큼은 날 것으로 먹을 수 있는 유일한 버섯이다. 생버섯 가운데 단백질 함유량이 가장 많고 각종 아미노산이 함유되어 있다. 특히 글루타민산이 풍부하여 맛도 좋고 특유의 씹히는 맛이 한결 맛을 더해준다.

비타민 B_2의 함유량도 버섯 가운데 최고다. 따라서 양송이 5~6개면 비타민 B_2의 하루 필요량의 1/4이 해결된다. 양송이 버섯은 몸이 나른해지는 것을 방지하고 구내염, 구각염, 머리 비듬, 피부 거칠음 등의 개선에 효과적이다.

또한 칼륨이 풍부하여 심장과 근육 기능을 조절하고 세포 내부의 삼투압을 일정하게 유지해 주며, 혈압을 내리고 콜레스테롤을 억제하는 작용도 있다.

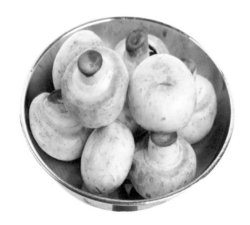

컨디션에 좋은 음식

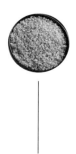

피로회복에 좋은 팥

현대를 살아가는 사람들은 누구나 피로를 많이 느낀다.

가정문제, 사업관계, 수면부족, 과로 등으로 쌓이고 쌓인 피로는 스트레스가 되고 병으로 악화되기 일쑤다. 요즘은 육체적인 스트레스도 그렇지만 정신적인 스트레스를 호소하는 사람들이 점점 많아지고 있는 추세다.

이처럼 피로를 느꼈을 땐 재빨리 피로를 풀어주는 것이 좋다.

피로를 풀고 컨디션 회복을 위한 식품으로는 팥이 좋다.

팥에는 비타민 B_1이 많이 들어 있으며 뛰어난 완화작용을 도와준다. 팥 껍질의 단단한 부분이 장의 운동을 촉진시키고 동시에 사포닌이 장을 자극하여 변을 쉽게 보게 한다. 팥을 먹을 때 비정제설탕을 넣어 먹는 것이 좋다.

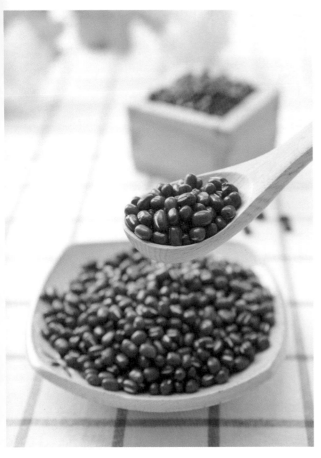

붉은 팥을 삶아 그 물을 잠자기 전과 아침에 일어나서 한 컵씩 마시면 효과를 볼 수 있다. 또한 삶은 팥을 으깨서 팥죽을 쑤어 비정제설탕이나 꿀에 타 한 컵씩 마셔도 피로 회복에 효과적이다.

만성피로의 중요한 원인 중의 하나는 바로 불규칙적인 식사와 편식에 의한 영양소의 공급이다. 현대인들, 특히 직장인들은 아침을 거르는 경우가 많기 때문에 영양의 균형이 쉽게 깨져 버린다. 따라서 규칙적인 식사 습관과 균형 잡힌 식단 운영은 바른 영양소를 공급을 위해 필수적이다.

피로 회복을 위한 영양소는 에너지원으로 빠르게 변화될 수 있는 당분과 같은 탄수화물이 적합하며, 야채나 과일 등에 많은 비타민 B_1과 C를 함께 섭취하는 것이 좋다.

다음으로는 수면을 충분하게 취하는 것이 피로 회복을 위한 지름길이다. 수면도 음식과 같아서 규칙적인 것이 좋다. 우리가 흔히 바이오 리듬이라고 부르는 것들도 바꾸어 얘기하자면 생체리듬을 의미한다. 생활에 무리가 가지 않는 범위 내에서 충분한 수면 시간을 확보하는 것이 피로를 이겨내는 비결이다.

그 외 가벼운 목욕을 한다든지, 근육을 풀어주는 마사지를 해보면 도움이 될 수 있겠으나 피로회복을 위하여 무리를 하면 더 많은 피로가 쌓인다는 점도 알아두자.

팥죽

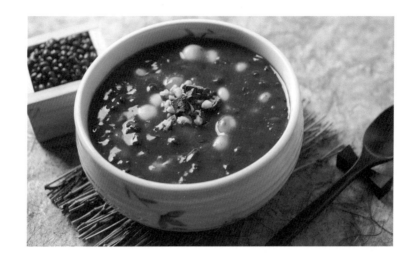

재료

팥 2컵, 고구마 또는 호박 500g, 굵은 소금 1큰술

만드는 방법

① 팥은 잘 씻어 물을 팥의 3배 정도 붓고 저어 가면서 푹 삶는다.

② 고구마나 호박은 껍질을 벗겨 내고 깍둑썰기를 하여 푹 퍼지도록 저어 준다.

③ 찹쌀가루로 새알심을 만들어 끓는 물에 익힌다.

④ 푹 삶은 팥과 고구마, 호박을 넣고 끓인 후 새알심을 넣고 한 번 더 끓인다.

⑤ 충분히 끓인 후 소금으로 간을 맞춘다.

양배추

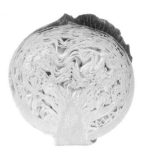

양배추에 들어 있는 칼슘은 파괴된 조직을 보수해서 궤양을 고쳐주고, 동시에 뼈로가는 칼슘의 보급을 촉진시킨다. 또한 신경을 안정시켜 주므로 이유없이 초조하거나 스트레스가 많을 때 먹으면 좋다.

양배추에 들어 있는 구연산, 호박산 등의 유기산은 신진대사를 왕성하게 해주고 간장을 강화시켜 주어 피부생리가 정상적으로 활동하게 하여 미용이나 기운을 차리는 데 좋다.

양배추를 꾸준히 먹으면 기미, 주근깨, 여드름의 치료에도 효과를 본다.

들깨

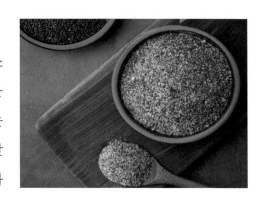

들깨는 흔히 볶아서 깨소금과 함께 쓰인다. 노인들의 영양식과 보양식으로 들깨죽이 많이 사용되기도 한다. 들깨에는 기운이 생기게 하고 기침을 멎게 하며 갈증을 해소시키며 간과 위를 편안하게 하는 효능이 있다.

들깨나물

들깨잎은 장아찌 잠그는 것을 제일로 치지만 들깨송이 튀각도 만들고 고추장떡을 지져도 향기가 좋다. 어린순으로는 새콤달콤하게 양념해서 무친다.

재료

들깨 잎 200g, 진간장 1큰술, 들깨, 통깨, 파, 마늘 다진 것, 무즙, 들기름

만드는 방법

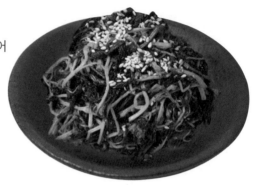

① 연한 들깨 잎을 살짝 데쳐 찬물에 헹구어
   물기를 뺀다.
② 진간장으로 간을 하고 들기름으로 볶
   다가 들깨, 통깨를 넣는다.
③ 파, 마늘, 무즙을 넣어 마무리한다.

당근

당근의 붉은 색은 주로 비타민 A의 카로틴에 의한 것이다. 당근은 비타민 A가 풍부하므로 눈의 피로를 풀어주고 힘을 생기게 해준다. 게다가 피부의 생리를 정상으로 유지해 주며 피부병에 걸리지 않고 매끈하게 만들어 준다.

당근을 오래 먹으면 체력은 확실히 증강된다. 허약한 체질이나 기미가 있는 사람, 피로를 잘 느끼는 사람은 당근을 수시로 먹는 습관을 들이는 게 좋다. 또한 여성의 생리기능을 건전하게 해주므로 생리불순, 상기, 도한과 같은 갱년기 증상이 있을 때도 자주 먹는 것이 좋다.

당근잼

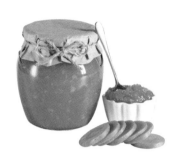

재료
당근 350g, 물 1컵, 물엿 2~3큰술, 볶은소금 조금

만드는 방법
강판에 간 당근에 물을 부어 중불에 끓인다. 이때 물엿과 소금으로 간을 맞추면서 졸인다. 완전히 졸여진 다음에 레몬즙을 넣어 향기를 더해도 좋다.

연근

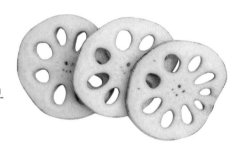

연근은 컨디션을 좋게 하고 기초 체력을 보강하는 식품으로 유명하다.

감기에 걸렸거나 몸의 피로를 많이 느끼면 연근의 마디를 즙을 내어 끓는 물에 타서 벌꿀과 함께 한 숟가락씩 먹으면 금방 효과를 본다. 이렇듯 연근즙은 피로 회복과 컨디션의 회복에 효과가 빠르다. 즙을 낼 때는 껍질째 사용하는 것이 좋고 매일 반 컵 정도 꾸준히 먹는 게 좋다.

연근은 체력을 증진시켜주고 저항력을 키워주는 최고의 식품이다. 특히 노년기에 접어든 사람은 연근 밥, 연근 죽을 먹으면 몸이 따뜻해지고 노화를 방지하여 건강과 미용에도 효과를 볼 수 있다.

쌍화탕

쌍화탕은 피로의 대명사로 알려져 있으며 몸이 피로할 때 계속 마시면 여러 가지 효과를 본다. 여름철에 더위를 자주 타는 사람이 매일 한 잔씩 마시면 더위를 잊고 지낼 수 있다.

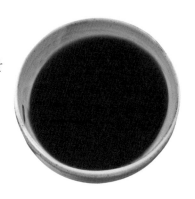

재료
작약 50g, 숙지황 15g, 황기 15g, 당귀 15g, 천궁 15g, 생강 6편, 대추 6개

만드는 방법
① 각 재료를 깨끗이 씻어 물기를 빼고 차관에 넣는다.
② 재료가 푹 잠기도록 물을 붓고 약한 불로 은근하게 달인다.
③ 물이 약 반량으로 줄면 하루 아침 저녁으로 2잔씩 마신다.

두향차

두향차는 대두를 주 재료로 만든 차로서 여름철에 더위를 많이 타는 사람에게 적합한 약차이다.

예로부터 대두는 밭에 나는 쇠고기라고 불릴 정도로 영양가가 많아 몸이 허한 사람의 원기를 회복시키는 효능이 있다. 특히 단백질이 풍부하기 때문에 어린이의 발육에 매우 효과적이다.

여름철 피로 회복에 좋으며 집에서도 누구나 간편하게 음용할 수 있는 차이다.

대두 500g, 대추 2개

만드는 방법

① 대두는 하룻밤 물에 불려 껍질을 벗긴다.

② 물기를 빼고 푹 찐다.

③ 찐 콩은 바싹 말려 약한 불에 볶고 가루로 만든다.

④ 대추는 잘 씻어 물기를 뺀 후 채 썰어 보관한다.

⑤ 찻잔에 콩가루 2큰술을 넣고 끓는 물을 붓는다.

⑥ 꿀을 넣어 잘 섞은 다음 대추채를 띄워 마신다.

죽엽 대추차

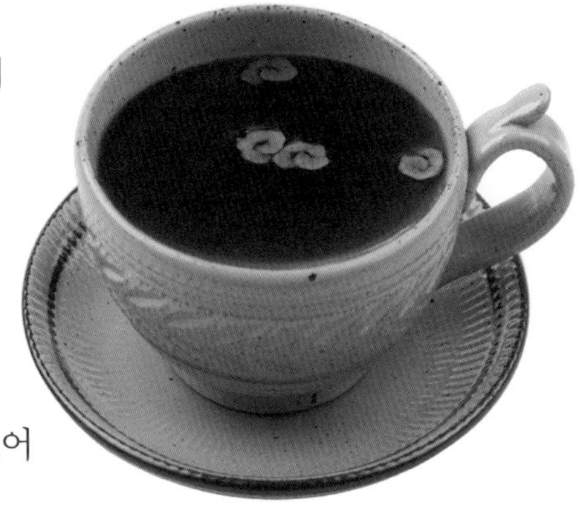

죽엽은 대나무 잎을 말린 것을 말하는데 피를 맑게 하고 열을 식히는 작용을 한다. 식욕이 떨어질 때나 몸에 기운이 없고 피로할 때 적합하다. 대추와 함께 끓여 마시면 만성 두통 및 불안증을 해소에 도움이 되고 몸을 가볍게 한다. 대추는 노화를 방지하고 강장효과가 뛰어난 것으로 잘 알려져 있다.

재료

푸른 대잎 15잎, 대추 20개, 물 600ml, 꿀 약간

만드는 방법

① 대잎을 깨끗이 씻은 후 말린다. 대추는 깨끗이 씻어 물기를 닦는다.

② 차관에 대잎과 대추, 꿀을 넣고 물을 부어 끓인다. 물이 끓기 시작하면 불을 약하게 하고 은근

하게 오랫동안 달인다. 건더기는 건져내고 국물만 따라 내어 마신다. 여름철에는 특히 냉장보

관하여 음료수 대용으로 마셔도 좋다.

대합

숙취해소에 뛰어난 것으로 알려진 대합에는 타우린, 베타인, 글리코겐, 아미노산, 핵산류 등 우리 인체에 꼭 필요한 신진대사를 촉진하는 좋은 기능들을 가지고 있는 대표적 해산물이다.

한방에서는 대합을 체질적으로 열이 많은 소양인과 태양인에게 좋은 음식으로 보고 있다. 피로에 따라 눈이 충혈되거나 얼굴에 여드름이 많이 날 때 대합이 좋은 효과를 볼 수 있다.

청나라 약선 요리집인 「수식거음식보」에도 대합은 음을 보충해 주고 혈을 만들어 주며 열을 내려주는 효과가 있다고 전한다.

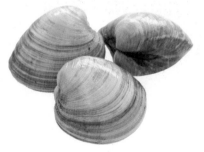

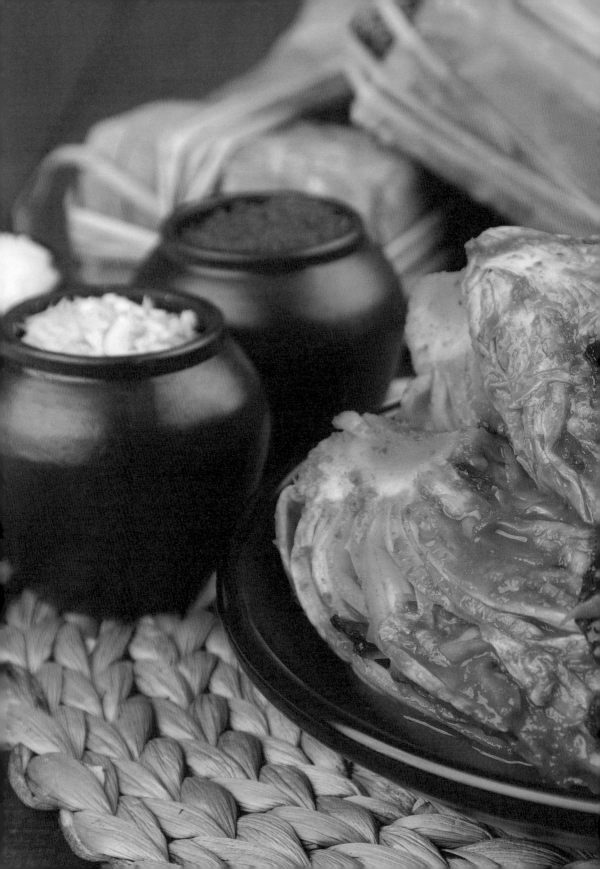

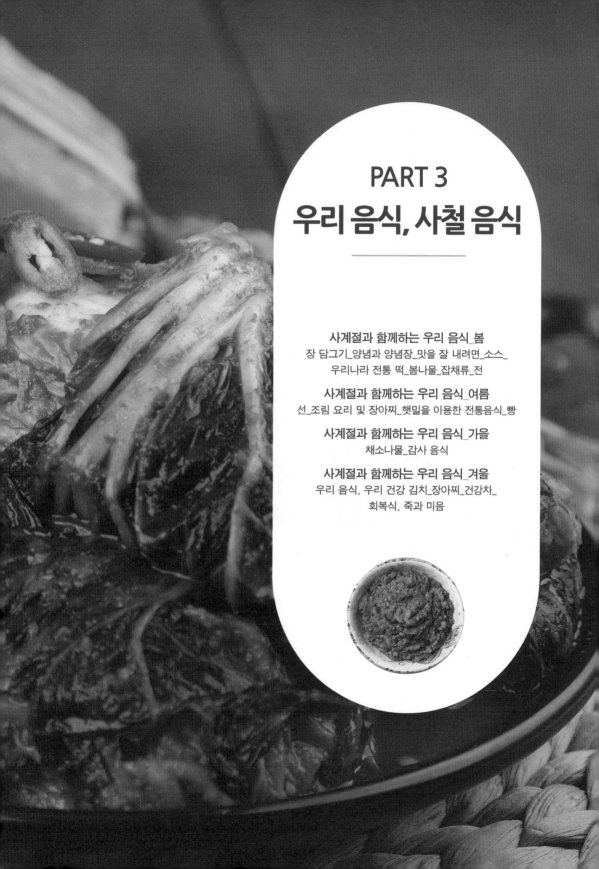

PART 3
우리 음식, 사철 음식

사계절과 함께하는 우리 음식

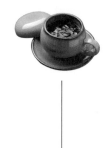

　우리나라는 사시사철의 변화가 분명한 나라이다. 이 사계절의 뚜렷한 날씨 변동에 따라 우리의 신체도 알맞은 조건을 조성해 나간다. 기후가 추워지면 모든 장기는 약간 따뜻한 상태가 되었다가 점점 추위가 심해지면 아주 뜨거운 상태가 되는 등 기후의 변화에 대처해 나간다. 반대로 아주 더울 때는 아주 차게, 약간 더울 때는 약간 차게 장기의 상태가 바뀌어 간다. 우리 조상들은 이러한 기후 변화에 따라 음식도 한냉온열(寒冷溫熱)로 만들어 먹었고 주생활, 의생활도 이에 맞게 꾸려 왔다.

　예를 들면 겨울에는 더운 음식인 쌀밥을, 여름에는 찬 음식인 보리밥을 먹었다. 여름에 먹는 수박, 상추, 포도 등은 모두 찬 음식이고, 겨울에 먹는 고춧가루, 갓김치, 무 등은 모두 더운 음식이다. 대체로 봄·여름에는 잎채소, 과일 등 찬 식품을 먹고, 가을·겨울에는 뿌리 식품, 즉 더운 음식을 먹도록 식생활에서도 자연의 섭리가 은연중에 적용되고 있다.

　날씨뿐만 아니라 지역에 따라서도 식생활은 크게 달라진다. 열대지방은 향나무와 찬 과일이 주로 난다. 살균을 하기 위해 나무와 음식에 향이 진하고, 더위를 극복하기 위해 음식이 찬 성질을 띄게 되는 것이다. 이와 달리 서북지방은 찬 지역이다. 따라서 음식이 뜨겁고 또 육류를 많이 먹게 된다. 이 지역의 사람들은 장이 짧아서 분해과정 중에 독성이 많이 배출되는 육류 또는 섬유질이 없는 가공식을 먹어도 배변이 잘 되기 때문이다. 동방 지역의 사람들은 채소와 곡식이 주식이다. 황인종은 장이 길기 때문에 섬유질이 많은 채소와 곡식을 먹어야 장을 청소하고 배변이 잘 된다.

최근 우리나라에서 육류 소비량이 늘고 있는데 이는 재고해야 할 사항이다. 서양 사람들은 장의 길이가 키의 7배 정도지만 우리나라 사람들은 장의 길이가 키의 9~10배나 되는 초식성 체질이기 때문에 장에 장시간 머무는 동안 육류에서 생성된 독성이 장을 자극하여 많은 질병의 원인이 된다. 한마디로 제 고장에서 나는 음식을 먹어야 하고, 제철에 나는 음식을 먹어야 탈이 없다. 우리나라에서 대대로 전해오는 사철 음식에 대해 알아보자.

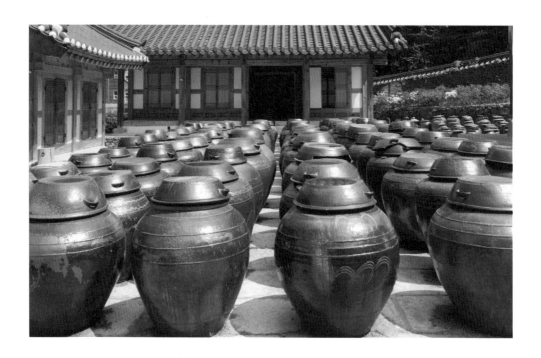

봄

장 담그기

된장·간장

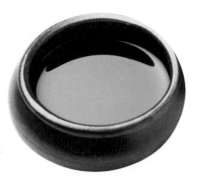

◆ 진간장

검정콩을 불려서 삶아 우려낸 물에 멸치, 다시마, 무를 넣고 끓인 후 오곡조청을 첨가한다. 현미 찹쌀밥을 고슬고슬하게 지어 함께 섞은 후 토판염으로 간을 한다. 한 달이 지나 밥이 삭으면 다시 한 번 끓인 후 후추, 조청, 식초로 맛을 낸다.

재료

검정콩 2kg, 생수 1말, 오곡조청 1되, 볶은소금(토판염)

만드는 방법

검정콩을 불려서 생수를 넣고 끓이면서 검정콩물이 우러나오도록 삶아 준다. 다시마, 무, 멸치, 표고버섯 등을 넣고 오래도록 끓여 맛을 우려낸 물과 검정 콩물을 넣는다. 오곡조청과 소금을 넣어 간을 맞추고 현미 찹쌀밥을 두 그릇 넣어 저온에서 1개월 동안 봉해 두면 아주 좋은 진간장 맛을 낼 수 있다.

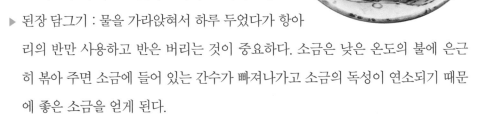

▸ 검정콩은 갈아서 두유를 만들어도 좋고 밥할 때 넣어서 먹으면 된다. 진간장을 사용하여 후추를 넣고 토마토를 갈아 넣으면(감식초와 조청으로 맛을 조절함)별미의 자연 소스가 된다. 채소를 먹을 때나 감자를 으깨어 먹을 때 마요네즈 대신 뿌려 먹으면 맛의 조화가 잘 이뤄진다.

▸ 된장 담그기 : 물을 가라앉혀서 하루 두었다가 항아리의 반만 사용하고 반은 버리는 것이 중요하다. 소금은 낮은 온도의 불에 은근히 볶아 주면 소금에 들어 있는 간수가 빠져나가고 소금의 독성이 연소되기 때문에 좋은 소금을 얻게 된다.

▸ 메주를 만들 때는 30%의 밀을 넣어 발효시키면 된장 맛도 좋지만 발효식품으로는 완전한 식품이 될 수 있다. 밀을 구입할 때에 꼭 우리 밀을 살 필요가 있다.

고추장

현미 찹쌀을 일주일 동안 물을 갈아주면서 불린다. 이것으로 현미 찹쌀밥을 짓고 토판염, 고춧가루, 메주가루, 엿기름가루를 섞어 장을 담근다.

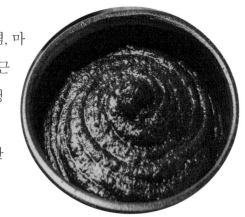

▸ 마늘고추장: 오곡조청에 고춧가루, 토판염, 마늘을 고루 섞어 발효시킨다. 고춧가루 3근 분량에 소주 1/2병을 넣으면 곰팡이가 생기지 않는다.

▸ 보리고추장, 밀고추장, 찹쌀고추장도 마찬가지로 담근다.

보리밀개떡장

밀기울이나 보리기울을 반죽해서 도너츠처럼 빚은 것을 숯불에 노랗게 구워 실에 꿰어 매둔다. 2달 정도 띄운 후 곱게 찧어서 메주가루, 씨와 함께 빻은 고춧가루에 버무린다.

집장

찹쌀로 무르게 밥을 지어 고추장, 메주가루를 섞는다. 거기에 오이, 고추, 가지 절인 것 등을 넣고 3일 정도 발효시킨다.

▶ 메주 마련 : 10월 초에 메주콩을 삶아 3되로 덩이를 빚는다.
    몸만 말려 짚으로 묶은 후 매달아 띄워서 정월장을 담근다.
▶ 고추장 메주 : 찹쌀밥을 되게 짓는다. 쌀의 2배 분량의 콩을 삶아 찹쌀밥과 같이 찧는다. 두 주먹 합한 것 정도의 크기로 빚어 잘 띄워 곱게 가루로 만든다.
▶ 고추장 : 콩 10kg에 고추장메주가루 2.5kg, 토종 꿀 1되를 물 대신 섞는다

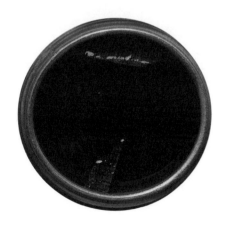

양념과 양념장

고추, 마늘, 파, 생강, 참깨, 들깨가루, 겨자, 계피, 콩가루, 잣가루, 미역가루, 멸치가루, 새우가루, 마른버섯가루, 다시마가루, 명태가루, 새우젓, 무, 양파, 샐러리, 들기름, 참기름, 씨앗기름(살구씨, 무씨, 고추씨) 등을 직접 만들어 두면 자연식조미료로 다양하게 활용할 수 있다.

- ▶ 호박가루 : 3cm 정도로 썰어 말려서 갈아 쓴다.
- ▶ 송화가루 : 5월에 모은다.
- ▶ 밀싹 틔운 가루 : 싹을 2cm 정도 틔워 그늘에서 말려 가루를 낸다.
- ▶ 검정깨 : 깨끗이 씻어 말려 찜통에 쪄서 쓴다.

음식에 따라 독특한 맛을 돋우는 양념장의 배합은 요리 만들기의 각별한 지혜의 장이다.

조청간장
조선 간장에 멸치, 다시마, 무, 표고버섯 말린 것을 넣고 오곡조청을 넣어 달인다.

간장양념장
여러 가지 채소와 잘 어울리는 조미료다. 간장에 마늘, 파, 깨소금, 다시마가루, 고춧가루를 넣어 섞는다.

초간장
감식초나 집에서 만든 현미식초로 맛을 낸다. 오곡조청, 고추장, 멸치가루도 섞으면 좋다.

겨자초장

간장에 겨자 1큰술, 식초 3큰술, 조청 4큰술, 토판염 1/2찻술을 섞는다.

양념된장

냄비를 불에 얹어 뜨거워지면 참기름 1큰술, 마늘 1큰술을 볶다가 멸치가루 1큰술, 다시마가루 1큰술, 콩가루 1큰술을 넣고 잠시 후 양파즙 1컵을 넣는다. 그 다음 된장을 갈아서 1컵 정도 넣고 볶은 다음 용기에 넣는다. 비린내가 나면 청주를 한 방울 떨어뜨려도 좋다. 다시마가루는 끈기가 있어 되직하면 미끈미끈해지지만 콩가루가 들어가면 미끈함이 덜해진다. 너무 되면 무즙을 넣어 조절한다. 된장찌개를 만들 때 이 된장을 이용해 파, 두부, 감자를 넣고 끓인다.

고추장쌈장

고추장과 된장을 4:6으로 섞어 준비한다. 멸치가루 1큰술, 새우가루 1큰술을 볶다가 된장, 고추장을 넣어 다시 한번 볶는다. 여기에 현미밥 으깬 것 또는 현미죽을 넣어 끓인다. 마늘, 비정제설탕 1큰술, 참기름을 넣고 소금으로 간하여 살짝 볶은 표고버섯 3장, 양파즙 컵을 넣고 팔팔 끓인다. 상에 낼 때는 홍고추, 풋고추를 송송 썰어 섞으면 매운 맛이 더해져 개운한 맛을 낸다. 다섯 가지 이상의 채소를 채 썰어 김에 싸 먹을 때 넣으면 더욱 잘 어울린다.

고추장볶음

표고버섯은 불려서 채치고 우엉은 껍질을 벗겨 표고버섯 채처럼 썰어 놓는다. 각각 참기름으로 맛을 내고 진간장에 졸이다가 조청이나 비정제설탕을 넣는다. 고추장 2컵을 잘 저으면서 끓이다가 모두 합하고 조청이나 비정제설탕을 1/2컵을 더 넣어 한번 더 끓인다. 자연식을 하려면 육류를 쓰는 것보다 버섯이나 우엉을 넣어 오돌오돌하고 쫄깃쫄깃한 맛을 내도록 하면 담백한 맛을 즐기면서도 고기맛을 연상하며 먹을 수 있다.

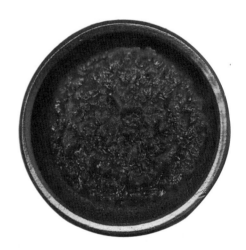

알아두면 좋아요!

맛있는 쌈장 만들기
개인의 입맛에 따라 재료의 양을 조금씩 조절해서 넣으면 되지만 설탕을 넣지 않고도 부드럽고 달콤한 쌈장을 만들고 싶다면 양파와 무를 사용할 것!
양파는 된장의 짠맛을 중화시켜주고 무는 퍽퍽한 장을 부드럽게 만들어준다.
양파는 다져서 넣고 무는 즙을 내어 적당히 조절해 넣는다.

맛을 잘 내려면

식초

오미(五味) 중에 으뜸으로 꼽히는 신맛은 살균작용을 하는 동시에 소화액의 분비를 촉진시켜 소화 흡수를 돕는다. 음식의 맛을 정갈하게 해주어 식욕을 돋우는 조미료인 식초는 우리 식생활에서 빼놓을 수가 없다. 그러나 시판되고 있는 화학식초는 석유로부터 에틸렌을 만들고 이를 합성하여 만든 것이어서 위장 장애를 일으킬 염려가 있고 맛도 그리 좋은 편이 못된다.

양조식초는 곡물이나 과일을 원료로 하여 발효시킨 것으로 각종 유기산과 아미노산이 함유된 건강식품이다. 술지게미초, 엿으로 만든 초, 현미초, 포도주초, 사과초, 주정초, 채소초 등 가짓수도 많다.

누룩을 이용한 식초 만들기는 옛날부터 제일 많이 사용되어온 방법인데 누룩과 현미 찹쌀밥을 섞어서 발효시키면 된다. 이밖에 조청을 넣어 삭히는 방법도 있으나 대개의 가정에서는 먹다 남은 막걸리를 항아리에 담고 봉해서 부뚜막에 올려놓거나 흙간에 2~3개월간 두면 맑고 투명한 액체가 위로 보인다. 이것을 따라 쓰고 다시 솥에 부어두면 반복적으로 식초가 만들어진다.

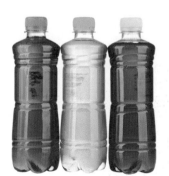

요즘은 감식초를 많이 담근다. 7~8월에 낙과한 감을 깨끗이 닦아 감나무 밑에 묻어둔 항아리에 넣고 봉해두면 3개월 지나 식초가 된다. 이때 식초에 여러 가지 채소를 넣어 두면 채소식초

알아두면 좋아요!

단맛내기
오곡조청, 감초 달인 물, 꿀을 쓴다.
부득이할 때는 비정제설탕을 쓴다.
오곡조청은 찹쌀현미 50%에 차수수, 기장, 검정콩, 무, 고구마, 호박 섞은 것 50%를 섞어 밥을 되직하게 지어 엿기름으로 삭힌다.
삭힌 후 고인 물을 적당히 묽게 되도록 달인다.

신맛내기
막걸리 발효식초, 감식초, 사과식초, 야채식초, 현미식초, 매육엑기스 등을 쓴다.

가 된다.

차가운 음식에 식초를 넣으면 시원한 맛이 더해져서 여름철 오이 냉국 등에 빠질 수 없는 조미료다. 겨자, 간장, 고추장 등에 섞으면 상큼한 맛의 조미료가 된다. 특히 생채식의 소스로 이용하면 더욱 좋다. 식초는 엽록소를 누렇게 변화시키므로 먹기 직전에 양념하는 것이 좋다.

매육엑기스

매실은 훌륭한 식품인 동시에 귀중한 약품으로 최근 자연건강 식품에 관심이 높아지면서 그 진가가 높아지고 있다. 매실은 알칼리성 식품으로 특히 구연산은 강한 살균력과 해독 작용이 뛰어나 숙취에 마시면 효과가 즉시 나타난다. 한방에서는 해열, 수렴, 진통 특히 갈증 예방에 이용한다.

매육엑기스는 1년 동안 두어도 변질되지 않으므로 넉넉한 양을 만들어 두고 이용해도 좋다.

5, 6월에 완숙 직전의 청매를 잘 씻어 물기를 없애고, 씨를 뺀 후 과육(果肉)을 갈아서 즙을 낸다. 이때 즙을 받는 그릇은 사기나 질그릇이 좋다. 즙을 짜낸 찌꺼기는 같은 양의 꿀이나 비정제설탕을 섞어 잼을 만든다. 즙을 용기에 담아 약한 불에서 오래도록 달이면 색이 점점 다갈색으로 변한다. 흑갈색으로 변하여 검은 윤기가 나는 농축 고약처럼 되면 다 된 것이다.

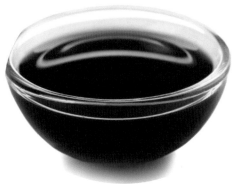

소스

여러 가지 채소를 채 썰어 먹을 때 맛을 내는 소스도 종류가 많다.

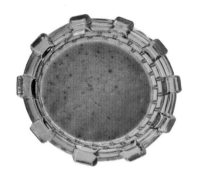

두부소스

지방분이 많아 조금만 먹어도 느끼한 마요네즈나 토마토케첩 대신 두부소스를 샐러드에 뿌려 먹으면 좋다. 우리 콩으로 만든 두부 반모 으깬 것에 땅콩 간 것 100g, 감식초, 오곡조청, 마늘 간 것 2큰술을 섞는다. 기호에 따라 매운 맛을 좋아하면 겨자를 조금 넣어도 좋다.

무소스

무와 양파를 1:1로 섞어 강판에 갈아 진간장으로 간을 맞춘 다음 조청이나 비정제설탕, 감식초(현미식초)로 새콤달콤한 맛을 낸다. 무 대신에 들깨, 참깨, 호두로 만들어도 별미다. 두부소스와 함께 샐러드에 곁들여 먹으면 맛이 좋다.

검정콩소스

콩을 불려서 삶아 껍질째 으깨고 양파 다진 것, 풋고추 다진 것을 2:1:1의 비율로 섞는다. 여기에 감식초와 겨자를 넣어 맛을 낸다.

감자소스

감자를 삶아 으깬 것에 땅콩, 샐러리, 무씨 기름을 넣고 간다. 무씨 기름 외에 다른 씨앗 기름을 써도 좋다.

마늘소스

마늘 다진 것, 겨자, 홍고추 다진 것에 볶은소금으로 간을 맞추고 토마토, 후추, 감식초를 섞는다.

오이·양파소스

오이와 양파를 채쳐서 다진 것에 볶은소금으로 간을 하고 토마토 간 것, 후추, 감식초를 섞는다.

진간장소스

진간장에 식초, 후추, 토마토 간 것, 샐러리, 조청을 섞는다. 생선이나 스테이크 요리에 곁들이면 일품이다.

매실소스

조청에 녹말가루를 넣고 끓이다가 매육엑기스를 섞는다. 매육엑기스는 매실의 씨를 빼고 믹서에 갈아 즙을 짜서 40°C에서 8시간 조리면 된다.

고구마소스

고구마를 쪄서 으깬 뒤 땅콩, 양파즙, 조청을 넣고 잘게 다진 야채를 섞는다. 아이들 영양간식으로 빵에 발라 먹으면 좋다.

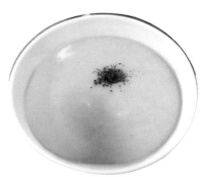

통밀가루소스

통밀가루 또는 현미 오곡가루에 물을 섞어 믹서기에 갈아서 중불에 잘 저어가며 끓이다가 양파, 양배추, 간장, 토판염, 다진 마늘을 넣고 약한 불에 조린다.

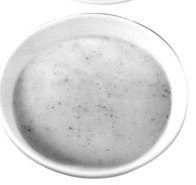

옥수수소스

옥수수 알갱이에 씨앗기름, 마늘 다진 것, 샐러리, 검정콩 볶은 가루, 토판염, 후추를 넣고 볶아서 불을 끄고 유정란 노른자를 섞는다.

잼

흔히 먹는 과일 잼 외에 강낭콩, 완두, 고구마, 땅콩을 잼으로 만들어 먹으면 좋다. 콩이나 고구마는 삶아 으깨서 조청과 섞으면 되는데 고구마는 특히 섬유질이 적어 변비의 염려가 있으므로 호두 간 것을 섞어서 만든다. 땅콩은 껍질째 갈아서 조청에 섞고 수수엿을 묽게 고으면 맛있는 잼으로 사용할 수 있다. 매육엑기스를 만들고 남은 건더기에 비정제설탕을 넣고 조려도 맛있는 잼이 된다.

오이, 산딸기, 버찌, 앵두로도 잼을 만들어 두면 별미를 즐길 수 있다.

173

현미 오곡조청

현미, 검정콩, 수수, 현미 찹쌀, 기장, 통밀에 무, 호박 등을 함께 넣어 조청을 만든다. 이렇게 만든 조청을 요리에 이용하거나 아이들에게 빵과 함께 먹도록 하면 한층 영양이 높은 음식을 맛있게 먹을 수 있다. 이때 곡류를 깨끗이 씻어 한데 넣고 밥을 짓는데, 밥과 엿기름을 5:1의 비율로 잡는다.

기름을 물에 가라앉혀 웃물만 따라서 식혜 만들 듯이 밥과 섞어 따뜻한 곳에 7~8시간 삭힌다. 물만 걸러내어 뭉근한 불에 서서히 조려서 농축시킨다.

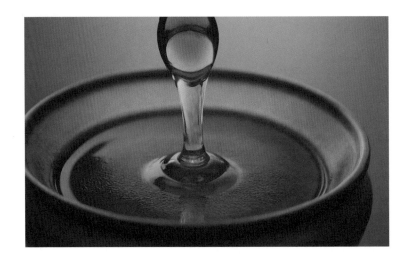

우리나라 전통 떡

어머니의 정성과 손맛이 깃든 떡을 먹지 않고 큰 사람이 있을까?
하지만 요즈음은 명절에도 떡집에서 떡을 조금씩 사다 먹는 경우가
많아 온 가족이 둘러앉아 떡을 빚는 즐거움이나 어머니의 손맛을 느
끼기는 힘들게 되었다.

떡은 재료의 특성에 따라 가루를 내서 만드는 것과 쌀 그대로 만
드는 것으로 나뉘고, 만드는 방법에 따라서 시루떡, 흰떡, 송편, 찰
떡, 경단, 전병 등으로 나눌 수 있다.

떡을 만들 때는 쌀 껍질을 벗기지 않고 그대로 사용하면 훨씬 영
양가도 풍부하고 건강에도 좋으며 기존 떡과 이미지가 달라 아이들
도 좋아할 것이다. 현미 오곡밥이나 현미떡, 현미 찹쌀떡, 경단도 껍
질째 사용하는 것이 좋다.

쌀을 불리는 시간은 20시간 정도로 길게 잡아야 하지만, 떡의 간
을 맞추는 것은 일반 떡과 같다. 떡가루 앉히는 것과 떡고물 만드는
것도 일반떡 할 때와 마찬가지로 하면 된다. 떡고물에는 팥고물, 속
팥고물, 볶은 팥고물, 통 팥고물, 앙금 팥고물, 파란 팥고물, 찐 팥고
물, 흰 팥고물, 흰 콩고물, 깨고물, 녹두고물, 잣가루고물, 대추고물,
버섯고물 등이 있다.

또한 찹쌀이나 멥쌀 외에 온갖 잡곡과 과일, 채소 등을 이용한 떡
은 간식용으로도 훌륭하다. 특히 감자는 중년기에 들어서 몸이 비대
해질 때 먹으면 지방이나 수분이 빠져 날씬한 몸매가 된다고 하여
사람들의 관심을 끌고 있다.

알아두면
좋아요!

삶은 감자를 으깨서 감자샐
러드를 만들어 먹으면 맛있
지만, 감자를 부드럽게 으
깨기가 쉽지 않다. 감자를
쉽게 으깨려면 한번에 고온
에 가열해야 한다. 감자의
펙틴 성분이 고온일 때 세
포 분리가 잘 되기 때문이
다.
감자조림 등 감자의 모양을
유지해야 하는 요리를 할
때는 조리하기 전에 찬물
에 잠깐 담가두었다가 사용
하면 부스러지지 않고 예쁜
모양을 유지할 수 있다.

이밖에도 충치를 예방한다는 사실도 밝혀졌는데 감자를 생식하는 프랑스 농촌지방에는 치과의사가 필요 없을 정도라고 한다.

감자는 따뜻한 음식이기 때문에 산간지방이나 추운 지방에서 많이 먹는다. 북한에서는 감자를 썰어 녹말가루를 만들어 그것으로 술을 만들어 먹기도 한다. 익혀도 비타민이 파괴되지 않으며 찜질을 하면 살균 효과가 크고 혈액 순환에 아주 좋아 보통 겨자찜질을 할 때 같이 사용한다. 감자는 찌든지 삶아서 버터나 소금에 찍어 먹어도 좋지만, 뜨거울 때 으깨서 우유, 설탕, 소금을 섞어 먹으면 영양가 만점이다. 감자 주먹떡은 감자 으깬 것에 우엉과 오이, 버섯을 섞어 만들기 때문에 더욱 맛이 좋다. 찹쌀은 옛날부터 보통 쌀보다 훨씬 좋은 식품으로 소중히 여겨져 왔고 찰밥이나 떡으로 널리 이용되어 왔다. 칼로리가 높고 소화가 잘 되는 식품으로 비타민 B_1, B_2를 많이 함유하고 있어 젖이 잘 안 나오는 산모에게 좋다. 설사할 때는 콩을 조금 넣고 죽을 쑤어 먹으면 좋다. 찹쌀의 진가는 인절미에서 나타나는데 떡 중에서 제일로 치는 것이 바로 찰떡이다. 찰떡은 소화가 잘 되지만 소화시간이 길어서 과식하면 뚱뚱해질 염려가 있다. 또한 금

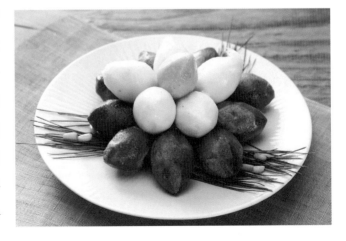

방 쳐서 만든 찰떡은 전분이 쉽게 소화되는 알파(α)형이지만, 차가워지면 소화가 안 되는 베타(β)형이 된다. 이것을 찌거나 구우면 다시 알파전분으로 되므로 굳은 것은 그대로 먹지 말고 찌거나 구워서 먹는 것이 좋다.

감자경단

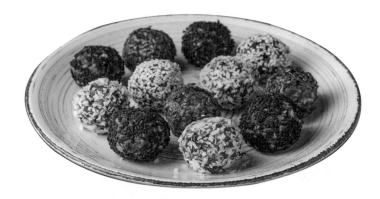

재료

감자 600g, 완두 1/2컵, 밤 1컵, 콩고물 1컵, 계피가루 1큰술

만드는 방법

① 여름 감자를 골라서 깨끗이 씻어 찐 후에 껍질을 벗기고 절구에 찧어 계피가루와 섞는다.

② 완두는 연한 소금물에 삶아 건진다.

③ 겉껍질, 속껍질을 말끔히 벗긴 밤은 푹 삶아 2~3등분한다.

④ 콩가루, 계란 노른자 가루, 검정깨, 계피가루, 흰깨 등을 고물로 묻혀 각색 경단을 만든다.

현미 잡곡떡

만드는 방법

① 현미 50%, 현미 찹쌀 40%, 오곡 10%의 비율로 섞어서 하룻동안 물에 불린다.

② 방앗간에 가서 3번 정도 갈아 고운 떡쌀로 만든다.

③ 가루를 한데 섞어 백설기 찌듯이 시루에 찐다.

▶ 일반떡을 할 때보다 물도 많이 잡아야 하고 시간도 오래 걸린다.

현미쑥떡

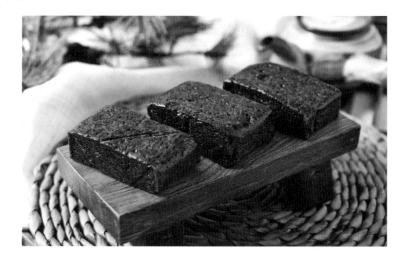

만드는 방법

현미 멥쌀 50%, 현미 찹쌀 40%, 쑥 말린 것 10% 비율로 섞어 현미 잡곡떡과 같은 방식으로 찐다.

▶ 송편을 빚을 때도 흰쌀을 사용하는 것보다 현미를 사용하면 맛도 구수하고 영양면
에서도 좋다.

두텁떡

두텁떡은 옛날 궁중에서 즐겨먹던 떡으로 봉우리떡이라고 부르기도 한다.

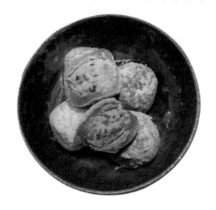

만드는 방법

① 대추, 밤, 은행, 잣, 비정제설탕으로 속을 만든다.

② 현미 찹쌀가루와 현미 멥쌀가루를 7:3의 비율로 뜨거운 물에 반죽하여 밤톨만한 크기로 동
글동글하게 빚는다.

③ 빚은 떡을 볶은 거피팥고물 사이에 넣고 찐다. 떡을 시루에 안칠 때 떡이 안 보일 정도로 거피
팥고물을 많이 넣어야 한다.

④ 여기에 계피가루를 약간 넣으면 더욱 맛있다.

기정떡

현미 쌀가루나 밀가루, 강냉이가루 등을 반죽할 때
감주나 막걸리로 발효시켜 찌는 떡이어서 향과 맛이
독특하다. 일정한 온도를 유지하여 잘 부풀리는 과
정에 알콜과 젖산이 생겨 그 맛이 부드러워진다.
대추, 밤, 석이, 잣 등을 얹어 보기만 해도 먹음직

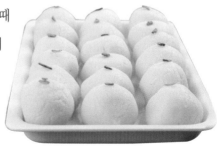

해 보인다. 여름에도 비교적 잘 쉬지 않는 떡으로 증편, 기장떡, 기지떡, 또는 술떡이라고도 부른다.

재료

현미 쌀가루 2kg, 감주 50g, 밤 40g, 대추 30g, 석이버섯 5g, 부풀기 5g, 기름 30g

만드는 방법

① 현미를 8시간 불렸다가 가루로 빻는다.

② 80℃의 뜨거운 물을 떡가루에 조금씩 부어가며 반죽한다. 이때 손에 쥐면 덩어리가 뚝뚝 떨어질 정도로 반죽하도록 한다.

③ 반죽해 놓은데다 감주를 섞는다. 오목한 그릇에 담아 뚜껑을 덮고 30~50℃ 되는 곳에 3시간 이상 둔다.

④ 밤, 대추, 석이버섯은 손질하여 채를 썬다.

⑤ 반죽이 부풀어오르면 주걱으로 저어서 덮어둔다. 부풀기를 물에 타서 고루 저어둔다.

⑥ 떡반죽이 송글송글 피어오르면 시루에 물 적신 베 보자기를 깔고 센 김이 오를 때 떡반죽을 0.5cm 두께로 펴고 밤, 대추, 버섯 등을 예쁘게 장식한 다음 30분 동안 찐다.

감주 만들기

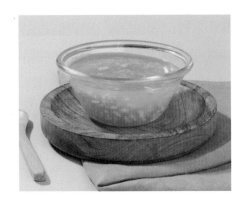

2~3시간 동안 물에 불린 쌀로 고슬고슬하게 지은 밥에 엿기름 가루를 골고루 섞는다. 쌀 1kg에 200g 정도의 엿기름을 섞으면 적당하다.

미지근한 물을 잘박잘박하게 부어 30~45℃ 되는 곳에 7~10시간 두면 삭아서 부글부글 괴어오른다.

봄나물

　나물을 삶거나 삶아 말리면 생채소로 먹는 것보다는 생명력이 덜하지만 보관 기간이 길어지는 이점이 있다. 또한 익히면 부드러워지므로 소화에 장애가 있는 경우에 이 방법을 택해야 한다.

　나물은 소금, 간장, 된장으로 간을 하고 들기름, 참기름, 씨앗기름 등을 넣어 고소한 맛을 내는데 이를 통해 지방분을 섭취하게 된다. 그밖에 들깨가루, 볶은 콩가루, 두부 으깬 것, 양파즙, 무즙, 현미 오곡가루죽, 볶은 통밀가루, 다시마가루, 참깨가루, 흑임자가루, 마늘, 생강 등 여러 가지를 활용하여 각종 식품을 골고루 섭취하는 동시에 다양한 조리법으로 나물의 향을 살려 조리하도록 한다.

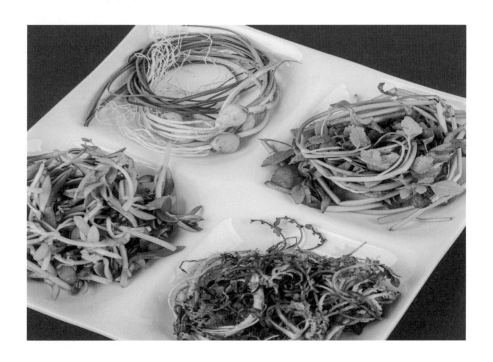

고사리나물

줄기의 뻣뻣한 부분을 벗겨내고 먹기 좋은 크기로 썰어서 조리한다. 말린 고사리는 따뜻한 물에 하루 정도 불렸다가 삶아서 사용한다. 간장, 참기름, 깨소금, 파 다진 것, 양파즙을 넣고 자작하게 물을 부어 볶아낸다.

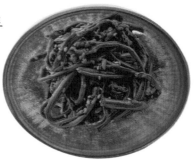

> ▶ 잡채, 버섯전골, 빈대떡 등에 잘 어울리는 식품이다.
> ▶ 잣가루, 마늘, 양파즙, 식초를 넣은 초고추장에 날 것으로 찍어 먹어도 맛있다.

고구마순나물

생채, 숙채 모두 가능하며 김치를 담그기도 한다. 연한 고구마순의 껍질을 벗기고 살짝 데친 다음, 들깨가루, 마늘, 볶은소금을 넣고 볶아낸다. 그 다음에 갖은 양념하여 무쳐내면 된다.

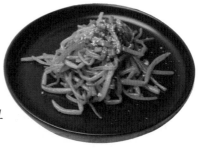

가지나물

속을 넣어 김치를 담그기도 하고 가지 짠지를 만들기도 한다. 가지 냉국을 만들어 보리밥에 말아 먹으면 시원한 맛이 일품이다. 가지전, 가지찜 등 다양한 요리법을 시도해 볼 수 있다. 깨끗이 씻은 가지를 손가락 굵기로 썰어 데쳐서 갖은 양념에 무치면 맛있는 가지나물이 된다.

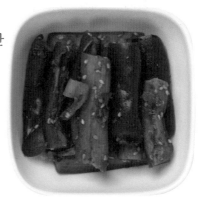

호박나물

호박이 많이 나는 계절에 반달썰기 해서 장독대 위에서 잘 말려
두었다가 필요할 때 따끈따끈한 물에 불려서 쓴다. 호박을
불린 것을 꼭 짜서 멸치 다시마국물을 넣고 소금, 파, 마
늘, 양파즙으로 양념해서 간이 골고루 배도록 조물조물
무친다. 그 다음에 들깨가루를 섞고 들기름에 볶아낸다.

모싯대나물

그늘진 산지에서 자라며 연하고 부드러운 잎과 줄기를 식용으로 한다. 된장과 들
깨가루를 넣어 국을 끓이기도 한다. 모싯대를 끓는 소금물에 살짝 데친 다음, 양파
즙, 된장, 파 · 마늘 다진 것을 넣고 조물조물 무치다가 참기름, 깨소금을 넣는다.

참나물

얼핏 보기에는 미나리와 비슷하게 생겼으나 야생인 참나물의 향이 훨씬 진하다.
섬유질이 많고 열을 내리는 역할을 하는 참나물은 봄철
에 먹을 수 있는 나물이다. 참나물은 어리고 연한
것을 골라 깨끗이 손질하여 끓는 소금물에 살짝
데친 다음, 깨소금, 다진 파, 마늘을 넣고 무친 다
음 간장, 들깨가루, 현미 오곡죽을 넣고 마무리로 들기
름을 친다.

냉이나물

채소 중에 단백질이 가장 많다. 뿌리와 잎을 함께 먹음으로 고른 영양을 섭취할 수 있으며 비타민 A가 많이 들어 있다. 냉이는 손이 많이 가는 나물이지만 국, 튀김, 나물, 생채 등 여러모로 활용할 수 있다. 끓는 물에 소금을 넣고 뿌리가 익을 정도로 두었다가 꺼내어 찬물에 헹군다. 고추장으로 먼저 한 번 버무린 다음 된장, 통들깨, 마늘, 들깨의 순서로 양념을 넣어 다시 한 번 버무린다.

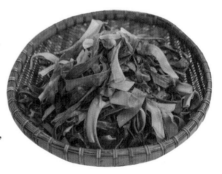

원추리나물

이른 봄 야산에서 나는 나물로 어린 순은 부드럽고 연하다. 끓는 물에 소금을 넣고 원추리 다듬은 것을 살짝 데쳐 찬물에 헹군다. 물기를 꼭 짠 후에 된장, 고추장, 파, 마늘, 통깨, 참기름을 넣고 조물조물 무친다.

죽순장아찌

재료

죽순 20개, 진간장 10컵, 깨소금 4찻술, 다진 마늘 2찻술

만드는 방법

① 죽순을 삶아 껍질을 벗기고 찬물에 담갔다가 체에 건
  져 그늘에서 물기를 뺀 다음 항아리에 차곡차곡
  넣는다.

② 진간장을 끓여 식힌 후 죽순이 거의 잠길 정도로
  붓고 1개월쯤 삭힌다.

③ 상에 낼 때는 깨소금, 마늘, 들기름 한 방울을 떨어뜨
  려 양념해서 낸다.

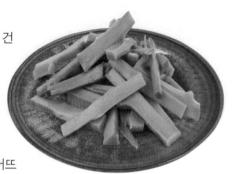

무릇장아찌

경상도 지방에서는 물곳이라고 부른다. 봄철 양지바른 곳에 자라는 깨끗한 식물로
모양은 파와 비슷하고 잎은 양파를 닮았다. 어린 순은 삶아서 고추장에 무쳐 먹기도
한다. 무릇을 뿌리째 호미로 캐서 살짝 삶아 말린 다음 진간장을 끓여 붓기도 하고
고추장이나 된장에 박아 쫄깃쫄깃하고 담백한 장아찌로 만들기도 한다.

▶ 당도가 높은 식물이어서 무릇뿌리를 삶아 조청을 만들어 먹기도 한다.

참죽장아찌

가죽나물이라고도 불리는 이 장아찌는 향이 좋아 입
맛을 돋우어 향토음식으로 우수한 식품이다. 봄에 연
한 것을 골라 깨끗이 다듬어 응달에서 사흘 정도 비들
비들하게 말려 고추장이나 된장에 넣어 장아찌로 만들
어 먹는다.

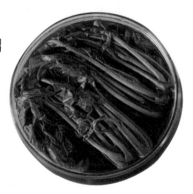

몸에 좋은 식초, 200% 활용법

각종 성인병에

식초는 지방이 합성되는 것을 방지하고 지방 축적을 억제하기 때문에 동맥경화를 치료·예방하는 데 효과적이다. 또한 탄수화물, 지방의 분해를 촉진하여 신진대사를 원활하게 하므로 당뇨병을 예방하는 작용도 한다. 식초의 강한 살균작용은 장내의 세균번식도 억제하기 때문에 위장병의 예방에도 좋다.

젊은 피부 관리에

나이가 들면 피부의 탄력이 약해지고 주름이 생기며 색소침착을 일으키는 등 노화 현상이 진행된다. 식초에 함유된 비타민 E는 피부 노화의 원인인 과산화지질을 억제한다.

목욕할 때

목욕할 때 탕 속에 식초를 100㎖ 정도 넣으면 물을 깨끗하게 하고 피로 회복에도 좋으며 피부도 매끈해진다. 머리 감을 때 헹구는 물에 식초 몇 방울을 떨어뜨리면 탄력있고 윤기나는 머릿결을 만들 수 있다.

주방에서

비린내가 나는 생선을 조리할 때 식초를 조금 넣으면 비린내가 없어지며, 달걀지단을 부칠 때도 식초 몇 방울을 떨어뜨리면 잘 펴지고 찢어지지도 않는다. 먹다 남은 야채를 빈병에 넣고 식초를 부은 뒤 일주일 정도 지나면 향긋한 야채식초로 먹을 수 있다.

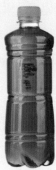

청소할 때

냉장고나 전자렌지 안을 청소할 때 물에 식초를 조금 넣고 사용하면 살균작용과 동시에 곰팡이 방지 효과가 있다.

잡채류

겨자채

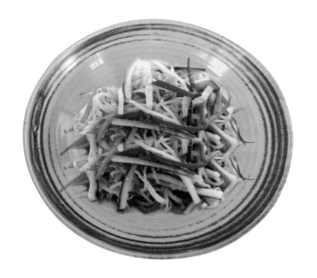

재료

오이 1/2개, 밤 5개, 고구마 1/2개, 피망 1개, 배 1개, 당근 1/2개, 표고버섯 4개, 죽순 1통, 감자 1개, 땅콩 1/2홉, 호두 6개, 양배추 조금, 두부 1/2모, 겨자즙(겨자가루, 물, 감식 초, 비정 제설탕), 후춧가루, 호두껍질째 간 것

만드는 방법

① 오이, 고구마, 배, 밤, 당근, 피망, 양배추 등은 넓이 1.5cm에 4cm 길이로 납작썰기 한다.

② 죽순은 끓는 물에 살짝 데친 다음 채를 썬다.

③ 표고버섯은 불렸다가 끓는 물에 데쳐낸 다음 채 썰어 불고기 양념한다.

④ 감자는 통째로 삶아서 껍질을 벗긴 후 잘 으깨어 체에 내린다.

▶ 겨자즙 만들기 : 60°C의 물에 되직하게 갠 겨자그릇을 따뜻한 솥뚜껑 위에 덮어

놓고 10분 정도 발효시키면 매운 맛의 톡쏘는 겨자가 만들어진다. 여기에다 감식초, 조청, 비정제설탕, 볶은소금을 넣어 조금 저은 다음 감자 으깬 것을 섞어 잘 저어준다.

▶ 60°C로 물 끓이기 : 투명한 유리 용기를 사용한다.

물이 끓기 시작할 무렵 바닥으로부터 한두 개의 물방울이 떠오르기 시작할 때 불에서 내리면 적당한 온도의 물을 얻을 수 있다.

탕평채

재료

청포묵 1모, 표고버섯 4장. 고사리 50g, 미나리 50g, 숙주 50g, 달걀 1개, 김 1장, 간장, 감식초, 비정제설탕, 실고추 조금

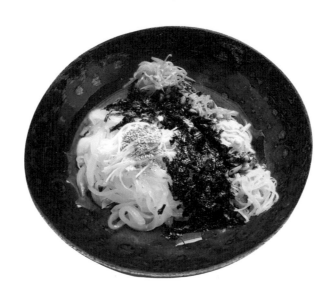

만드는 방법

① 청포묵은 1cm 굵기, 5cm 길이로 썰어 놓는다.

② 불린 고사리와 버섯도 5cm 길이에 맞춰 썰어 간장, 감식초, 비정제설탕으로 양념해 살짝 볶아 놓는다.

③ 미나리는 줄기만 5cm 길이로 자르고 숙주는 손질해서 끓는 소금물에 살짝 데친다.

④ 달걀은 황백으로 지단을 부쳐서 썬다.

⑤ 김도 1cm 넓이, 5cm 길이가 되도록 가위로 자른 다음 프라이팬에 살짝 구워 낸다.

⑥ 큰 그릇에 지단 부친 것 조금, 물, 버섯, 고사리, 미나리, 숙주, 김, 실고추를 함께 넣고 양념을 해서 살짝 볶는다.

⑦ 접시에 담고 지단 남겨둔 것을 얹어 색깔을 내고 초간장을 곁들여 낸다.

과일잡채

가끔 여러 가지 과일로 과일잡채를 만들어 입맛을 돋우어 보는 것도 지혜로운 일이다. 갖가지 과일의 온갖 향기와 색깔의 조화가 현란할 정도로 아름답다. 풍부한 비타민 C의 공급원인 과일로 입안을 개운하게 할 수 있다.

재료

배 300g, 복숭아 100g, 대추 30g, 유자청 10g, 잣 10g, 밤 50g, 석이 10g, 고구마 50g, 숙주나물 100g, 오미자 10g, 비정제설탕 10g, 생강, 소금, 식초, 겨자 조금.

만드는 방법

① 60°C의 물로 겨자가루를 개서 따뜻한 곳에 엎어 놓고 발효시킨다. 매운 맛이 돋아나면 감식초로 개어 묽기를 조정한다.

② 오미자는 따뜻한 물에 약 10시간 동안 담가 붉은 색이 우러나도록 하고, 여기에 유자청을 섞는다.

③ 숙주나물은 끓는 물에 데친 후 찬물에 헹궈 건진다.

④ 고구마는 껍질째 넓이 1cm 정도 되도록 얇게 저민다.

⑤ 밤은 속껍질을 벗기고 0.2cm 두께로 나붓나붓하게 썬다. 대추는 씨를 빼고 길이로 썬다.

⑥ 석이버섯은 깨끗하게 손질하여 가늘게 채 썬다.

⑦ 복숭아와 배는 껍질을 벗겨 두께 0.3cm, 넓이 1cm 되게 저며서 소금물에 담갔다 건진다.

⑧ 채 썰고 남은 배 속은 강판에 갈아 즙을 내서 오미자와 유자청에 함께 섞는다. 여기에다 겨자
   갠 것, 생강채, 비정제설탕 5g, 볶은소금을 넣어 골고루 저어 놓는다.

⑨ 이 겨자즙에 준비한 모든 과일과 나물을 버무려 냉장고에 차게 식혀 두었다가 상에 올릴 때는
   석이버섯과 잣가루로 고명해서 낸다.

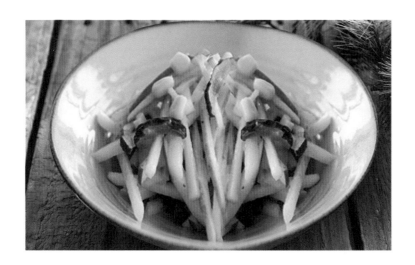

전

부침요리의 하나인 전(煎)은 우리 고유의 음식으로 재료를 얄팍하게 썰고 밀가루를 묻혀서 기름을 두르고 지진 음식을 말한다. 육류나 어패류, 채소류 등 각종 재료가 폭넓게 쓰이는데 반상이나 잔칫상, 주안상에 두루 잘 어울리는 음식이다. 전은 전감의 두께를 얇고 고르게 저미고 크기와 모양을 일정하게 하며, 밀가루와 달걀을 씌워 부치는 것이 특징이다.

종류로는 재료에 따라 육전, 간전, 처녑전, 생선전, 굴전, 애호박전, 고추전, 파전, 김치전, 연근전, 표고전, 감자전 등 무수히 많다. 그중에서도 야채전은 술안주나 간식용으로 늘 즐겨 먹는 음식이다. 주변에서 쉽게 구할 수 있는 각종 야채를 이용하여 맛깔스런 모듬전을 만들어 보자. 감자나 고추, 부추, 버섯, 연근을 비롯하여 더덕, 무, 호박 등을 이용한다.

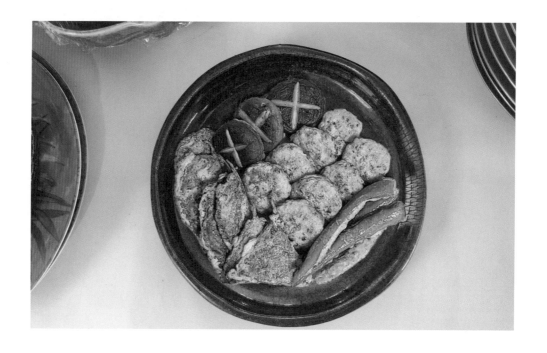

더덕전

더덕은 건위제일 뿐 아니라 강장식품으로 유명한데, 폐와 비장, 신장을 튼튼하게 해주는 식품이다. 인삼과 생김새가 비슷하며 뿌리에는 사포닌이 들어 있다. 이 사포닌은 인삼에 들어 있는 주요 성분인데, 물에 잘 녹고 거품이 일어나는 물질이다.

더덕을 물에 불려서 양념을 발라 구운 더덕구이는 그 맛이 일품이어서 식욕을 잃었을 때 좋다. 잘게 쪼개 두릅전에도 애용되고, 더덕에 껍질풀을 발라 말렸다가 기름에 지진 더덕자반, 더덕장아찌, 더덕나물, 더덕장 등 부식으로서의 용도가 다양하다.

물 먹고 체한 데는 약이 없는 것으로 전해 오고 있는데, 더덕이 물에 체한데 특효가 있다고 한다. 또한 더덕술은 강장제로서도 좋으며 가래가 많은 사람이 자기 전에 마시면 효과가 크다.

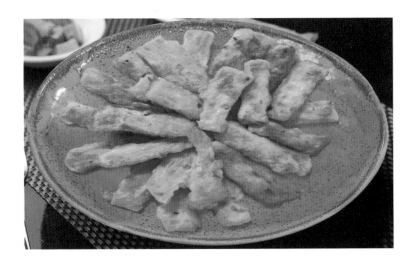

재료

더덕 100g, 감자전분 약간, 소금, 참기름, 대추, 쑥갓

만드는 방법

① 더덕은 물에 담가 쓴 물을 우려낸 후 물기를 제거해서 방망이로 자근자근 두드려 놓는다.
　여기에 소금과 참기름으로 밑간을 해 둔다.

② 감자를 강판에 갈아서 생긴 즙을 잠깐 두면 전분이 가라앉는다.

③ ①을 ②에 골고루 묻혀서 프라이팬에 지지고 앞면은 대추와 쑥갓으로 장식한다.

감자전

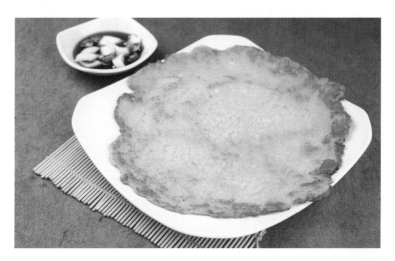

재료

감자 2개, 호박 1/2개, 통밀가루 1/2컵, 소금 약간

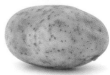

만드는 방법

① 감자와 호박을 강판에 갈아 물기를 약간 제거한 후 통밀가루와 소금을 넣어 반죽한다.

② 손바닥만한 크기로 지진다.

고추장떡

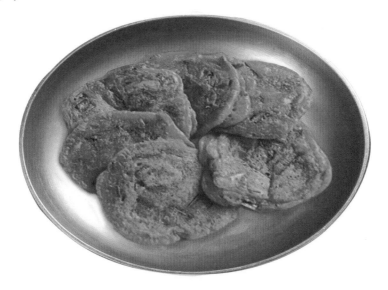

재료

감자 2개, 호박 1개, 깻잎 100g, 풋고추, 홍고추, 대파, 고추장, 된장, 고춧가루 약간

만드는 방법

① 감자는 강판에 갈아 놓고 호박, 깻잎, 풋고추, 홍고추, 대파는 채를 썬다.

② 밀가루에 감자 갈아 놓은 것을 섞고 고추장, 된장을 같은 양으로 넣어 간을 맞춘다.

③ ②의 반죽에 준비해 둔 야채를 넣는다.

④ 넓게 부쳐서 보기 좋게 썰어 낸다.

여름

선

오이선

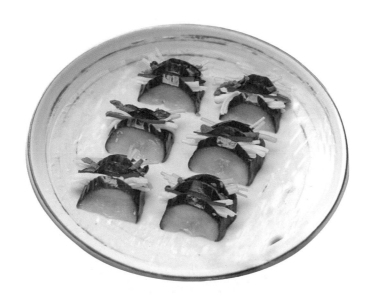

재료

오이 10개, 볶은소금, 표고버섯 10개, 우엉 1개, 달걀, 실고추, 감식초, 비정제설탕, 올리브유

만드는 방법

① 오이는 가늘고 연한 것으로 골라 길이로 반을 갈라서 껍질 쪽에 1cm 간격으로 칼집을 비스듬히 넣고 5cm 정도로 자른다. 그런 다음 소금물로 간을 세게 해서 절인다.

② 오이가 다 절여지면 물에 헹구어 행주에 싸서 눌러 물기를 짠다.

③ 달걀을 황백으로 나누어 지단으로 부쳐 2cm 길이로 곱게 썬다.

④ 프라이팬에 올리브유를 두르고 오이를 넣어 센 불에서 살짝 볶아 넓은 그릇에 펴서 식힌다.

⑤ 우엉을 불려서 채를 썰고 표고버섯은 2cm 길이로 잘라 조린다.

⑥ 오이 칼집 사이에 버섯볶음, 우엉조림, 황백지단을 차례로 넣은 다음 실추를 얹어 붉은색 장식을 한다.

⑦ 감초물에 비정제설탕, 간장을 섞어 상에 내기 직전에 고루 끼얹는다.

가지선

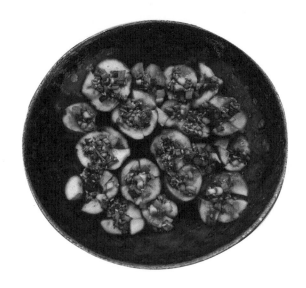

재료

가지 10개, 표고버섯 10개, 무말랭이 300g, 실고추, 달걀 6개, 간장 1큰술, 비정제설탕, 감초물, 버섯 삶은 물, 석이채

만드는 방법

① 가지는 가늘고 씨가 들지 않은 연한 것으로 골라 6cm 간격으로 오이선처럼 자른다. 그런 다음 소금물에 담갔다가 살짝 데쳐낸다.

② 무말랭이는 물에 살짝 씻어서 간장(멸치, 버섯, 무를 넣고 끓여 맛을 낸 간장)을 넣고 새콤달 콤하게 조린다.

③ 불린 표고는 삶은 물을 따로 놓아 둔다. 버섯은 건져 가늘게 채를 썰고 양념하여 조린다.

④ 가지의 물기를 닦아내고 칼집 사이에 양념한 무말랭이를 채운다.

⑤ 유정란을 황백으로 나누어 지단을 부쳐 가늘게 썬다.

⑥ 냄비에 간장, 비정제설탕, 감초물, 버섯 삶은 물, 무말랭이 조린 국물을 붓고 불에 올려 끓어오르 면 ④에서 준비한 가지를 넣고 불을 조금 줄인다. 가끔 국물을 끼얹어서 간이 골고루 들도록 한다.

⑦ 가지가 익어 국물이 졸아들면 그릇에 담고 달걀 지단과 실고추를 얹는다.

두부선

재료

두부 1모, 생굴 100g, 표고버섯 2개, 석이버섯 3장, 양파 1/2개, 달걀 1개, 잣 1찻술, 실고추, 겨자장

만드는 방법

① 싱싱한 굴을 골라 소금으로 해금을 한 다음 체에 담아 물기를 없앤 후 볶은소금을 살짝 뿌려 간을 해서 다져 놓는다.

② 양파도 다져서 약간 간을 해서 물기를 살짝 짠다.

③ 두부를 깨끗한 베 보자기로 싸서 무거운 것으로 눌러 물기를 뺀 다음 도마에 놓고 칼을 눕힌 쪽 으로 으깨고 체에 내려서 고운 가루로 만든다.

④ 표고버섯을 불려 기둥은 떼어 된장 끓일 때 넣고 석이버섯은 비벼서 깨끗이 손질하여 채로 썬다.

⑤ 실고추는 3cm 길이로 썰고 잣을 반으로 갈라 놓는다.

⑥ 달걀은 황백으로 나누어 지단을 부쳐 채 썬다.

⑦ 두부와 굴에 볶은소금으로 간을 하고 비정제설탕 1찻술, 파, 마늘 다진 것, 참기름, 깨소금, 후 춧가루로 양념해서 섞는다. 젖은 베 보자기에 양념한 두부를 1cm 두께로 고르게 펴고, 표고, 석이, 지단, 실고추, 잣 등의 고명을 얹은 후 젖은 베 보자기를 덮어 찜통에 쪄낸다.

⑧ 한 김 나가도록 식힌 후 네모로 썰어 초장과 겨자장을 곁들인다.

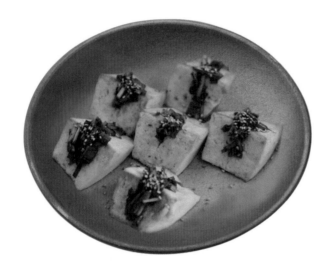

호박선

재료

호박 5개, 표고버섯 10개, 석이버섯 3장, 황태 2마리, 달걀 6개, 황설탕 5큰술, 실고추, 버섯, 감초물, 양념간장(간장, 파·마늘 다진 것, 참기름, 깨소금, 후춧가루)

만드는 방법

① 가늘고 연한 호박을 골라 4cm 정도 길이로 잘라서 어숫어숫 칼집을 넣어 소금물에 담가 둔다.

② 황태를 부드럽게 불려 숟가락으로 긁어 잘게 만든 후에 부풀린다. 강판에 갈아도 된다.

　솜처럼 되도록 잘 편 다음 불린 채를 썬 표고버섯과 섞어 양념을 한다.

③ 절인 호박을 행주에 싸서 물기를 닦고 칼집 사이에 ②에서 준비한 것을 채워 넣는다.

④ 달걀은 황백으로 나누어 지단을 부쳐 곱게 채 썬다.

⑤ 냄비에 간장, 비정제설탕, 버섯 삶은 물을 넣고 끓어오르면 준비한 호박을 나란히 넣고 끓인다.

　중간에 불을 줄여 약하게 하고 간간이 국물을 떠 넣어 가며 간이 골고루 배게 한다.

⑥ 호박이 연하게 익으면 그릇에 담고 달걀 지단과 석이버섯을 얹는다.

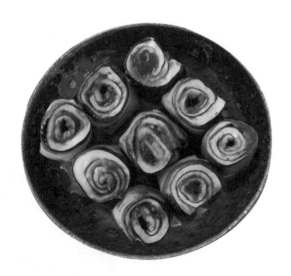

조림 요리 및 장아찌

감자조림

작은 씨감자나 큰 감자는 적당한 크기로 잘라 먹기 좋게 손질하여 진간장을 넣고 오랫동안 조리다가 간장이 잦아들면 들기름, 조청, 고춧가루를 넣고 계속 저어준다. 국물이 완전히 졸아들면 통깨를 뿌려 마감한다.

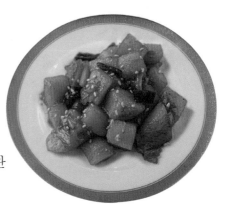

무릇조림

무릇과 멸치에 진간장을 넣고 조리다가 조청을 넣고 센 불에 마저 조린다.

▶ 무릇 : 백합과의 다년초로 파 · 마늘과 비슷하며 어린 잎과 둥근 줄기를 식용한다.
▶ 양파씨 조림 : 종자로 남겨 두었던 양파의 씨를 무릇과 마찬가지로 조린다.

매실장아찌

5, 6월에 나오는 청매를 이용한다. 소금을 약간 뿌려 그늘에서 2~3일 말려 반을 가르고 씨를 뺀다. 간장에 조청을 넣고 달이다가 멸치를 넣어 맛을 낸다. 너무 짜면 묵을 조금 섞도록 한다. 매실에 이 국물을 부어 1개월이 지나면 매실이 간에 밴다. 일본식으로 차지기를 넣어 색을 내기도 한다.

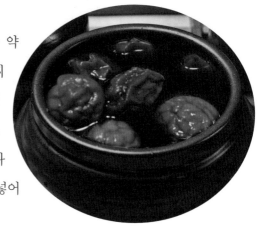

햇밀을 이용한 전통음식

국수 하면 밀가루가 떠오르고, 밀가루가 아니면 국수가 만들어지지 않는다고 생각하기 쉽다. 그러나 감자, 고구마, 옥수수, 메밀, 녹두, 현미, 율무 등으로 만든 국수는 별미다. 또한 껍질째 가루를 낸 통밀가루를 사용하면 살충제, 방부제의 염려가 없는 안전한 식품을 먹을 수 있고 영양가도 높다.

쌀로 비유하자면 현미와 같아서 씨눈이 붙어 있고 겉껍질만 슬쩍 벗겨 거무튀튀한 통밀가루보다는 새하얀 밀가루가 보기에 좋겠지만 무기질, 비타민 함량이 떨어진다는 것을 안다면 어느 것을 선택해야 하는지 해답은 간단하다.

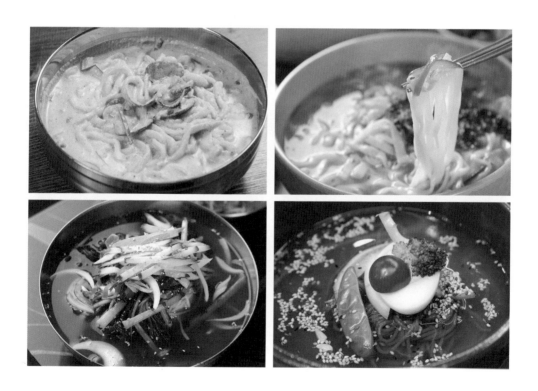

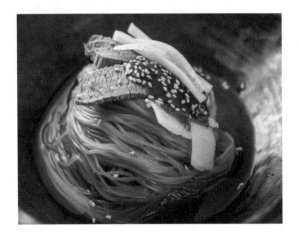

씨눈이 특히 중요한 것은 바로 새싹을 틔워내는 '생명력' 때문이다. 우리 밀은 물에 며칠 담가 두면 싹이 튼다. 그러나 수입밀은 2달이나 걸리는 수송기간을 견디기 위해 뿌려댄 방부제, 보존제, 색소제 등에 생명력을 잃어버려 싹을 틔우기는커녕 썩어버린다.

이처럼 우리 땅에서 제철에 난 먹을거리를 가공 과정을 거치지 않은 상태에서 통째로 먹는 것이 건강에 제일 좋은 자연식이다. 따라서 고장에 따라 여러 가지 곡물이 국수의 재료로 활용되었다. 경상도 지방에서는 밀가루에 생콩가루를 넣어 구수한 맛을 살린 칼국수를 만들어 먹었고, 강원도를 비롯한 북쪽에서는 감자나 옥수수, 고구마 등으로 녹말가루를 만들어 밀가루나 메밀가루에 섞어 국수를 만들어 먹었다.

여기서 한 가지 유의해야 할 사항은 사람들은 껍질을 조금도 남기지 않고 벗긴 보드라운 음식만 선호한다는 점이다. 하지만 껍질에 들어 있는 중요한 성분을 모두 놓쳐버리는 식생활을 오래 계속하다 보면 영양의 부조화를 초래하여 신체 이상이 나타나게 되는 것이다. 이때에는 우선 쌀이든 밀이든 과일이든 감자든 껍질째 먹도록 습관을 바꾸는 것이 건강을 회복하는 첫걸음이다. 건강법이란 맛이나 모양보다는 생명력 있는 먹을거리를 취하여 신체의 조화가 깨지지 않게 하는 것이다.

국수의 배합 비율

궁중요리는 물론 일반요리에서도 국수 조리법 중 가장 중요하게 언급하는 것은 육수 국물내기와 고명을 얹느냐 하는 점이다. 하지만 주재료라 할 수 있는 국수를 여러

가지로 장만하여 입맛을 돋우고 영양도 취하도록 하는 데
는 소홀히 하고 있다. 통밀, 메밀, 감자, 고구마, 현미,
찹쌀현미 등의 가루를 적절히 배합하여 다양한 국수
를 만드는 것이야말로 국수요리의 가장 중요한 과제
이며 자연식을 하는 올바른 자세이다. 여러 가지 가루
를 적당한 비율로 배합하면 갖가지 맛의 국수를 취향에
따라 만들어 먹을 수가 있다. 이때 반죽은 더운물로 익반죽
하면 국수발이 쫄깃쫄깃하다.

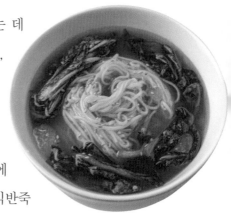

국수 국물 마련하기

될 수 있으면 화학조미료를 쓰지 않도록 하는 것이 좋다. 새우, 된장, 조개, 멸치,
다시마 등으로 국물을 내고 표고버섯을 사용하여 풍미를 더하는 것으로 기본적인
준비를 한다. 여기에 기호에 맞는 소스를 곁들이거나 맛있는 양념장으로 맛을 더한
다.

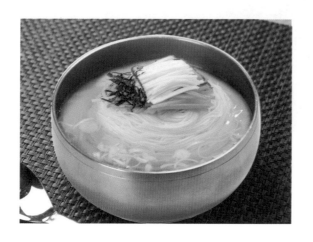

식품 배합과 고명

궁중요리법에는 오색의 고명
을 얹어 장식하는 경우가 많다.
이는 장식적인 효과와 오행을 고
려한 탓도 있지만, 무엇보다 음
식의 궁합을 중요시한 때문이다.

통밀가루에는 콩가루와 호박을 꼭 함께 넣고 냉면에는 배와 무김치가 중요하듯이 식품의 조화에 맞춰가며 음식을 하는 것이 자연식에도 중요하다. 예를 들면 토란과 다시마, 죽순과 쌀뜨물, 아욱과 새우, 인삼과 꿀, 솔잎과 땅콩 등의 재료들은 함께 쓸 때 서로 부족한 영양소를 채워주는 상승효과를 가져오고 맛도 잘 어울리는 궁합이 잘 맞는 재료들이다.

음식 만들기의 마지막 단계이며 모양을 내어 시각적인 효과를 내게 되는 고명 얹기는 그래서 소홀히 할 수 없다. 제철에 나는 여러 가지 채소를 얹어 먹어도 좋고 호박, 버섯을 채 썰어 볶기도 한다. 김치를 송송 썰어서 얹거나 동치미, 열무김치, 녹즙발효김치 등에 말아 먹는 것도 시원한 국수를 먹을 수 있는 방법이다. 궁중요리에서 주로 쓰이는 오색 고명을 얹는 것도 시각적으로 효과적인 방법이다.

통밀국수

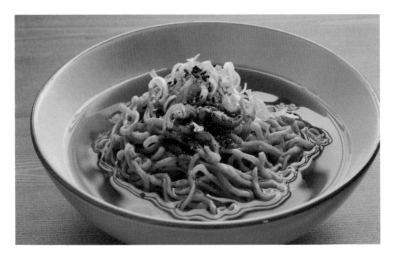

재료

통밀가루 700g, 감자 녹말가루 200g, 콩가루 100g, 멸치, 조개, 다시마, 해호박, 파·마늘 다진 것, 참기름, 갖은 양념

만드는 방법

① 통밀가루 7, 감자녹말가루 2, 콩가루 1의 비율로 익반죽하여 오랫동안 치대어 놓는다. 밀대로 얇게 밀어서 가늘게 썰어 놓는다.

② 멸치, 조개, 다시마를 넣고 끓여 마련한 국물에 국수를 넣고 끓인다. 애호박 썬 것을 넣고 끓이면 잘 어울린다.

③ 파·마늘 다진 것, 참기름을 넣은 양념장을 곁들여 상에 올린다.

메밀국수

메밀 70%에 감자녹말 30%를 섞어 100℃의 뜨거운 물을 가루의 40% 정도 부어 반죽하고 볶은소금으로 간을 한다.

▶ 반죽할 때 생수와 볶은소금을 사용하는 것이 중요하다.

▶ 이때 많이 주무르고 치대주어야 국수발이 쫄깃쫄깃하고 맛이 있게 된다.

▶ 물을 넉넉히 넣어 펄펄 끓을 때 국수를 넣고 젓가락으로 재빨리 저어준다. 국수 가락이 말랑말랑해지고 골고루 익으면 빨리 헹궈 적당한 양으로 사리를 말아 물기를 뺀다.

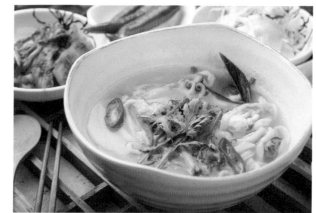

손칼국수

흰 밀가루보다는 통밀가루가 영양가도 놓고 깊은 맛이 더하다. 통밀가루에 콩가루를 섞는 것이 맛을 내는 비결이며, 차게, 뜨겁게 또는 비빔국수로 하는 등 여러 가지로 먹을 수 있다.

재료
통밀가루 900g, 콩가루 100g, 달걀 1개, 호박, 풋고추, 갖은 양념

만드는 방법
① 통밀가루 900g, 콩가루 100g에 40°C 정도의 생수를 500g 정도 부어 매우 치대며 반죽해
   야 단백질 성분이 숙성되어 맛있게 된다. 달걀 1개를 넣으면 한층 매끈매끈하고 부드러운 맛
   을 낼 수 있다.
② 반죽한 것을 젖은 물수건으로 싸서 20~30분 동안 두었다가 다시 한 번 치댄다.
③ 동글납작하게 빚은 것을 가장자리부터 돌아가며 민 다음 전체에 밀가루를 뿌리고 밀대에 감아
   가며 골고루 얇게 민다. 밀가루를 다시 뿌리고 썰기 좋게 말아 가늘게 썬다.
④ 센 불에서 끓는 물에 국수를 넣고 젓가락으로 한 번 저어주고 뚜껑을 덮어서 끓인다.
⑤ 국수가 떠오르면 찬물을 반 공기 넣고 덮어 두었다가 다시 끓어오르면 건져서 찬물에 헹군 다
   음 체에 건져 놓는다.
⑥ 호박나물과 풋고추장을 만들어 얹어 먹는다.

▶ 국물을 따로 만들지 않고 맑은 장국물에 칼국수를 끓이고 제국물을 그냥 먹어도
   콩가루가 구수한 맛을 낸다.

평양냉면

평양냉면은 뛰어난 맛과 높은 영양가로 이름난 국수다. 장수 식품인 메밀에다 여러
가지 고명을 얹고 시원한 육수국물을 부어 그 맛이 일품이다. 자연식을 하는 이들은
단맛은 감초로 그대로 해도 좋다. 육수를 대신해 멸치, 다시마, 표고버섯, 감초 등을

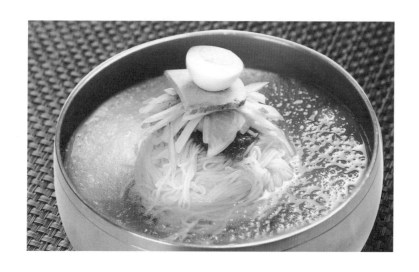

넣고 우려낸 국물로 만드는 것이 좋겠다.

재료

메밀가루 2kg, 마늘 1통, 무 1토막, 감자녹말 400g, 생강 2쪽, 멸치 400g, 고춧가루 15g. 다시마 400g, 겨자 5g, 표고 말린 것 200g, 식초 40g, 감초 10g, 오이 1/2개, 유정란 1개, 배 1개, 볶은소금, 간장, 참기름, 깨소금, 후추 약간

만드는 방법

① 메밀가루, 감자녹말을 섞고 70~80°C의 더운물로 익반죽한다. 메밀은 오래 반죽하거나 오래 두면 삭아서 맛이 없어진다.

② 반죽한 것을 국수기계에 넣어 눌러서 국수사리를 만든다.

③ 멸치, 다시마, 표고버섯, 감초를 넣고 국물을 만들어 볶은소금과 간장으로 간을 맞춘다.

④ 배는 껍질을 벗겨 5cm 길이로 채치고 계란 노른자와 흰자를 나눠 지단을 부쳐 가늘게 채친다.

⑤ 오이와 무는 얇게 썰어서 새콤달콤하게 절여 놓는다.

⑥ 그릇에 사리를 담고 김치, 무, 오이를 얹는다. 그 위에 배, 계란 황백시단, 실파, 실고추로

고명을 하고 마지막에 국물을 살며시 부어 낸다.

⑦ 겨자와 식초를 곁들인다.

보리국수 스파게티

마카로니와 흰국수 대신 보리국수와 통밀국수를 이용하여 우리식으로 만든 스파게티이다. 토마토가 흔한 철에 소스를 만들어 냉동 보관해 두면 오래 두고 먹을 수 있다.

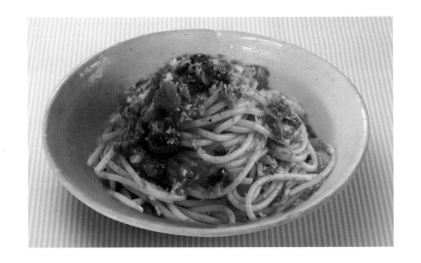

재료

보리국수 500g, 토마토 2개, 양파, 피망, 당근 각 1/2개씩, 샐러리 50g, 다진 마늘, 볶은소금

만드는 방법

① 토마토를 굴려가며 골고루 익혀 껍질을 벗긴다.

② 양파, 피망, 당근, 샐러리를 잘게 다지고 양송이를 모양내서 썬다.

③ 껍질 벗긴 토마토는 곱게 썬다.

④ 뜨거운 팬에 물 3큰술을 넣어 끓을 때 양파, 당근을 넣고 볶는다.

⑤ 양파와 당근이 볶아지면 나머지 야채와 다진 마늘, 토판염을 넣어 중간 불에서 잘 저어가
　 며 30분 정도 조린다.
⑥ 채소가 충분히 익으면 덩어리가 없도록 곱게 으깬다.
⑦ 국수를 잘 익혀 소스를 부어 먹는다.

　▶ 통밀 수제비나 현미 가래떡을 이용해도 좋다. 수제비를 반죽할 때 콩가루를 20% 넣
　 어 주면 고소하고 맛있다. 청홍고추, 버섯, 새우 등을 꾸미로 얹으면 먹음직스럽다.

통밀수제비

새참으로 또는 한끼 식사를 때우기 위해 끓여 먹던 수제비는 볼품은 없을지 몰라
도 이웃의 배고픔을 함께 걱정하며 먹던 정겨운 음식이다.

표백제, 방부제의 걱정이 없고 자연의 맛을 그대로 살린 우리 맛을 되찾기 위해 우
리 밀 살리기 운동까지 전개된 바 있지만 생산량은 밀 소비량의 1~2%밖에 안 되는
실정이다. 지금은 우리 밀을 찾기가 힘들지만 앞으로는 달라질 터이니 될 수 있으면

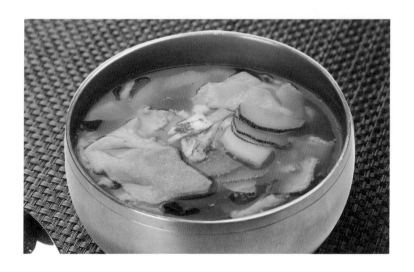

우리 밀로 껍질째 가루를 내어 전도 부치고 빵도 만들도록 한다.

정제된 밀가루를 먹던 습관 때문에 껍질째 가루를 낸 맛이 탐탁치 않을는지 모르지만 유정란 1개를 넣고 반죽을 하면 쫄깃쫄깃한 맛이 우리 입맛에 맞는다.

수제비의 재료는 밀가루뿐만 아니라 현미 찹쌀, 현미 멥쌀가루도 좋고 강냉이가루, 강냉이녹말가루 등을 섞어도 색다른 맛을 낼 수 있다. 반죽은 국수 반죽보다 묽게 해서 얄팍하게 뜯어 넣어야 한다. 멸치와 다시마 우린 국물 또는 조개국물이 펄펄 끓을 때 수제비를 떠 넣는다. 수제비가 떠오른 후에도 계속 센 불에서 끓여야 매끈매끈하고 쫄깃쫄깃한 수제비가 된다.

재료
밀가루 1kg, 애호박 1개, 파 2뿌리, 볶은소금, 간장, 기름, 멸치

만드는 방법
① 볶은소금으로 밑간을 하여 따끈한 물(40°C 정도)을 밀가루에 조금씩 부어가며 좀 눅직하게 반죽한다. 그런 다음 겉이 마르지 않도록 젖은 보로 씌워서 약 20~30분간 놓아둔다.
② 애호박과 파를 썰어 기름에 볶다가 소금으로 간을 하고 멸치국물을 붓고 끓인다.
③ 팔팔 끓으면 수제비를 얄팍하게 뜯어 넣는다.
④ 볶은소금과 간장으로 간을 맞추고 뚜껑을 덮어 잠깐 뜸을 들인다.

▶ 미역국을 맛있게 끓이다가 밀가루나 찹쌀가루 반죽이나 옥수수가루 반죽한 것을 수제비로 떠 넣어도 맛있다.

옥수수 수제비국

재료

옥수수 가루 500g, 호박 1개, 파 1뿌리, 간장, 볶은소금, 기름, 다시마, 멸치, 표고버섯

만드는 방법

① 옥수수 가루의 1/3 정도는 끓는 소금물로 묽게 익반죽하고 나머지 옥수수 가루는 물을 넣어 말랑말랑하게 반죽한 다음 젖은 보를 씌워 놓는다.

② 호박을 가늘게 채 썰고 파와 함께 기름에 볶다가 볶은소금으로 간한다.

③ 멸치, 다시마, 표고버섯을 넣고 끓여 국물을 만들어 놓는다.

④ 반죽한 것을 다시 치대어 얄팍하게 뜯어 넣는다.

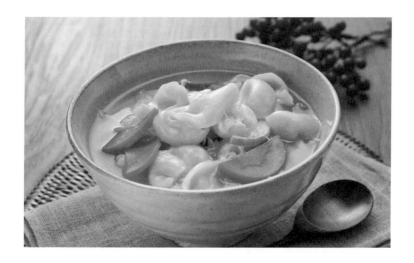

빵

보리는 쌀과 함께 주식으로 쓰이는 중요한 곡식이다. 빵을 만드는 최초의 원료가 보리였던 만큼 보리빵은 밀가루빵보다 유래가 깊다. 보리는 밥이나 빵 외에도 감주, 누룩, 막걸리, 고추장, 수제비, 식혜, 엿기름, 차 등을 만들어 쓰임새가 다양하다. 영양가는 쌀과 비슷하여 1홉이 335칼로리 정도 되고, 단백질과 칼슘, 철, 비타민 B 복합체는 쌀보다 훨씬 많이 들어 있다. 지방과 탄수화물이 적어 한창 발육기의 어린이나 임산부, 칼로리를 적게 취해야 하는 당뇨병 환자들에게 좋다. 쌀에 비해 섬유 성분이 5배나 많기 때문에 소화율은 떨어지나 섬유질이 창자의 연동운동을 촉진시켜 변비를 없애주며, 쌀에 부족한 비타민 B_1은 당질대사에 큰 도움을 준다. 또한 알칼리성 식품인 보리는 산성 식품과 함께 먹게 되면 중화하여 빠른 대사과정을 거치게 되므로 아주 유익한 식품이다.

분식 형태로 만들면 밥보다 소화율이 높아지고 빵을 만들 때 우유나 달걀을 넣어 양질의 단백질을 첨가하면 영양가를 더욱 높일 수 있다. 특히 위를 온화하게 하고 장을 느슨하게 하며 이뇨와 수종(水腫)에 효과가 있으며 오장을 튼튼하게 해준다.

한방에서는 오장을 튼튼히 하고 설사를 멎게 하는 효과가 있다고 하여 엿기름을 만들어 소화제로 쓰기도 한다. 또한 얼굴에 부스럼이 많은 아이는 보리를 볶아서 감초와 함께 달여 먹으면 좋다고 한다.

60년대 초반까지만 해도 보릿고개라는 말을 들어왔으나 지금은 쌀, 보리 등이 남아 돌아가는 실정이라 당뇨병 환자나 일부 사람들 외에는 보리밥을 잘 안 먹는 형편이다. 그러나 실제로 영양가면으로나 소화면, 그 외 여러 가지로 우리 식생활에 많은 도움을 주므로 쌀과 혼식을 한다든지 빵을 만들어 먹으면 좋다.

그외에도 녹말이 많아 술과 빵의 원료에 많이 쓰이는 옥수수는 간식이나 부식으로 널리 애용되고 있다. 옥수수는 삶거나 구워서 먹기도 하지만 콘프레이크나 크림스프 등으로 많이 먹는다. 옥수수에는 단백질과 지방, 전분, 섬유질 등이 함유되어 있고 비타민 C가 다량 함유되어 있으며 그 외에 비타민 A와 비타민 B, 무기질 등이 함유되어 있다.

그러나 옥수수에 포함되어 있는 단백질은 인체의 성장발육에 꼭 필요한 트리프토판과 라이신 같은 필수 아미노산이 빠져 있어 영양학적으로 약간 미흡하다. 따라서 옥수수를 주식으로 하는 사람들은 얼굴과 손등에 피부염이 일어나고 성장발육이 저해되기도 한다. 이것을 방지하기 위해서는 트리프토판과 라이신이 많은 우유와 곁들여 먹으면 좋다. 영양학적으로 부족한 면이 많은 반면 옥수수의 씨눈에는 아주 훌륭한 기름이 들어 있어 당뇨병이나 고혈압에 좋다. 또한 신경조직에 필요한 레시틴과 비타민 E의 함유량이 높아 노화방지와 불임예방에도 탁월한 효능이 있다. 비싼 토코페롤이나 비타민 E를 사먹을 필요 없이 옥수수기름을 많이 먹는 것이 좋다.

민간요법에서는 옥수수 수염을 신장염의 이뇨제로 써왔는데, 옥수수 수염 끓인 물을 계속 마시면 만성 신장염을 치료할 수 있다. 또한 옥수수에 달걀이나 우유를 넣어 빵을 만들면 부족한 영양분을 서로 보충해 주기 때문에 훌륭한 식품이 된다.

쌀은 우리들의 생명과 활동의 원동력이 되는 에너지원으로 한 끼도 먹지 않고는 안 될 식품 중의 하나이다. 요즘에는 식생활의 변화로 쌀의 소비량이 적어 남아도는 쌀로 술이나 과자, 국수 등을 만들어 먹기도 한다. 쌀은 영양상으로 볼 때 백미보다 현미가 영양이 높은데 영양분이 많이 분포되어 있는 배아와 쌀겨가 그대로 남아 있기 때문이다. 현미에는 전분 75% 이상, 단백질 8%, 지방 1%, 비타민 B₁, B₂, 섬유질, 회분, 유기산, 무기질, 포도당, 과당, 맥아당 등이 함유되어 있다.

요즘에는 백미를 많이 먹기 때문에 비타민, 미네랄 등이 부족하여 여러 가지 질병의 원인이 되기도 한다. 또한 현미 속에는 비타민 B₁, 미네랄, 무기질 등이 많이 함유되어 병의 예방 및 치료에 효과적이다. 특히 몸을 보호하고 원기를 북돋아 주며 모든 장기를 건강하게 하고 위장을 보호한다. 이밖에 설사를 멈추게 하고 중독증상에 해독제 작용을 한다. 주식으로 매일 먹는 쌀로 빵을 만들어 먹는다면 새로운 기분을 느낄 수 있을 것이다.

현미와 옥수수, 보리 등으로 만든 빵에 감자, 고구마, 완두콩, 과실류 등을 곁들이면 영양가 있는 간식이 된다. 빵 위를 생크림이나 꽃으로 장식하면 훌륭한 생일 케이크가 될 수 있다.

보리빵

재료
보리가루 220g, 비정제설탕 220g, 계란 7개, 볶은소금 1찻술

만드는 방법
① 계란 노른자와 흰자를 가른다.
② 흰자를 거품기로 흐르지 않을 때까지 젓는다.
③ ②에 비정제설탕과 볶은소금을 넣어 비정제설탕이 다 녹을 때까지 젓는다.
④ ③에 보리가루를 넣어 같은 방향으로 살살 섞다가 노른자를 넣어 고르게 섞이도록 젓는다.

⑤ 오븐을 따뜻하게 하여 들기름이나 참기름으로 닦아낸 다음 ④를 넣어 15~20분간 굽는다 (윗부분이 노릇노릇할 때까지). 오븐이 없을 경우엔 테프론을 입힌 프라이팬이나 찜통을 이용해도 된다(찜통에 찔 때는 베 보자기를 깔고 반죽을 부음). 쇠젓가락으로 찔러서 반죽이 묻어나지 않으면 다 된 것이다.

▶ 오븐이 너무 뜨거우면 밀이 탈 우려가 있으니 재료를 넣을 때 밑불을 잠깐 끄는 것이 좋다. 그리고 빵이 좀 달다 싶을 땐 비정제설탕을 200g으로 하면 된다.

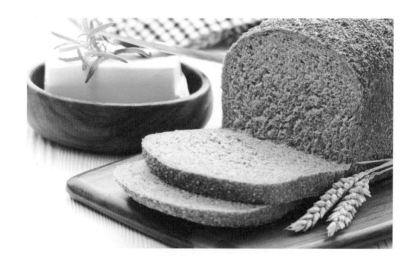

가을

채소나물

박나물

여물기 전에 박 껍질만 남기고 속은 긁어낸다. 박 껍질을 돌려깎기 하여 말리면 김밥의 속재료로 요긴하게 쓰인다. 돌려깎기한 박껍질 을 볶거나 새콤달콤하게 무쳐 먹는다.

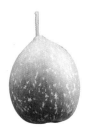

더덕무침

우리나라에서 난 것이 향도 좋고 맛도 훌륭하다.

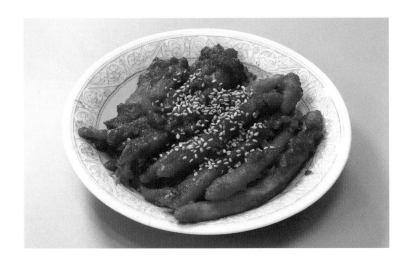

재료

더덕 50g, 고춧가루, 오곡조청, 갖은 양념, 깨소금 약간

만드는 방법

① 더덕 껍질을 벗기고 찬물에 담가 두었다가 방망이로 두드려 곱게 찢는다.

　이때 나오는 진을 함께 넣어 양념하도록 한다.

② 고춧가루, 오곡조청, 양념장, 깨소금을 넣고 간이 잘 배도록 골고루 주물러 무친다.

③ 색이 잘 어우러지고 간이 잘 배었으면 참기름과 식초를 넣어 맛을 낸다.

더덕구이

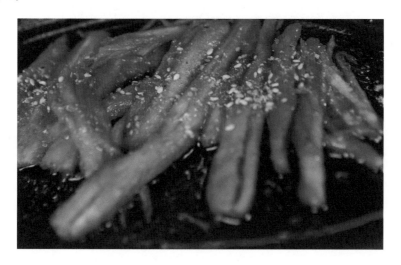

재료

더덕 200g, 간장, 참기름, 구이양념(고추장 2큰술, 오곡조청 1큰술, 파·마늘 다진 것 1작은
술, 깨소금 약간)

만드는 방법

① 더덕의 껍질을 벗기고 쓴맛을 우려낸 후 반을 갈라 방망이로 자근자근 두드려 넓게 편다.

② 간장과 참기름 섞은 것을 발라 앞뒤를 약한 불에서 서서히 굽는다.

③ 고추장에 오곡조청, 파, 마늘 다진 것, 깨소금을 골고루 섞어서 바르며 굽는다.

④ 잘 구운 더덕을 좁은 크기로 썰어서 그릇에 담는다.

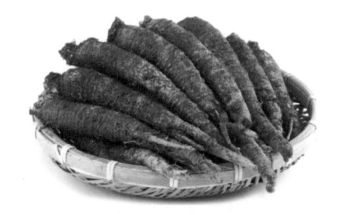

감사음식

토란탕

토란은 옛날부터 '땅 속의 인삼'이라 불렸다. 그만큼 토란은 약리적 효능이 크다. 뱃속이 더부룩하고 순조롭지 않을 때 알토란 1근을 깨끗이 씻어 소주 1되 반에 6개월간 담근 것을 작은 잔으로 한 잔씩 식전에 마시거나 토란 10편으로 썰어 물 5~6 사발에 설탕을 약간 넣고 물이 절반 가량 줄도록 달여 마시면 이뇨, 소변 불리, 요도 통증을 없앤다.

토란은 잎, 줄기, 알토란 등 모두 먹을 수 있지만 그중에서 제일 많이 쓰이는 것이 알토란이다. 추석 명절에 한두 번 끓여 먹기가 고작인데 서울 경동시장이나 가락시장과 같은 큰 시장에 가면 사철 토란을 구할 수 있다.

토란을 사용할 때는 거의 모든 자연식이 그렇듯이 껍질 부분에 영양이 많으므로 깨끗이 씻어 껍질째 조리하는 것이 더 이롭다. 탕을 끓일 때는 들깨가루를 넣는 것

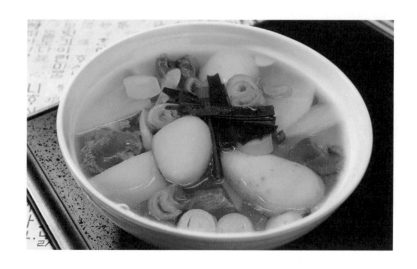

이 좋은데 그 이유는 들깨 자체의 영양이 풍부할 뿐 아니라 물을 많이 마시게 함으로써 장내 배변기능을 높이기 때문이다. 또한 느타리, 표고 등 버섯을 넣어 끓이면 맛도 좋고 더욱 좋은 약탕이 된다.

재료
국물내기(다시마와 무, 멸치를 이용하여 국물을 만든다)를 위해 먼저 멸치를 찬물에 씻어 생수에 15분 담갔다가 그 국물에 다시마 1/4줄기를 잘게 썰어 넣고 무 반통을 절반으로 잘라 넣어 은근한 불에서 맛과 향을 충분히 우려낸다.

만드는 방법
① 준비한 다시마 국물에 들깨가루를 풀어 중간 불에서 끓인다.
② 국물이 천천히 끓어 오르면 깨끗이 씻은 토란 알을 넣은 다음 한소끔 익혀 낸다.
③ 여기에 어슷썬 파와 물에 부린 토란줄기를 5cm로 잘라 넣고, 손질한 마른 새우를 넣은 뒤 불을 줄인다.
④ 볶은소금으로 간을 맞춘 다음 마지막에 두부 썬 것을 넣고 잠깐 가열하였다가 불에서 내린다.

현미식혜
찹쌀과 엿기름을 이용해서 만드는 자연음료이다. 아이들에게 인스턴트 음료 대신 자연음료와 친숙해지도록 해주는 것이 건강을 위해 중요하다. 그런데 찹쌀보다 현미 찹쌀을 쓰면 훨씬 깊은 맛이 난다. 멥쌀 현미도 좋고 오곡밥을 이용할 수도 있다.

재료
현미 찹쌀 1kg, 엿기름 500g, 비정제설탕 1kg, 잣 100g, 물 2l

만드는 방법

① 엿기름가루 500g을 2l쯤 되는 미지근한 물에 담가 1시간쯤 두었다가 고루 주물러 체로 밭인다. 2시간쯤 지나 앙금이 가라앉으면 웃물을 그릇에 따라 놓는다.

② 현미 찹쌀로 조금 되직하게 밥을 지어 푹 뜸을 들여 엿기름과 물을 섞는다. 따뜻한 곳에 두거나 전자밥솥을 이용하여 30~40°C의 온도가 7시간 정도 유지되도록 한다.

③ 7시간 정도 삭히면 밥알이 떠오르기 시작한다. 시간을 넘기면 식혜의 제맛이 나지 않으므로 시간을 잘 보아야 한다.

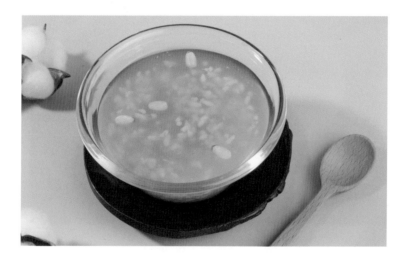

수정과

생강의 톡쏘는 맛과 계피향이 어우러진 향그러운 음료이다.

재료

곶감 10개, 생강 20g, 계피가루 10g, 비정제설탕 300g, 꿀 200g, 물 2l

만드는 방법

① 곶감은 씨를 빼고 모양을 손질하여 깨끗이 만져 놓는다.

② 생강쪽을 물에 넣고 끓이다가 충분히 불어나면 비정제설탕을 넣고 끓여 조리에 밭인다.

③ 계피는 깨끗한 주머니에 넣고 뜨거운 생강물에 넣어 한 시간쯤 우린다. 생강물이 30˚C 정
　도로 식으면 꿀을 타서 항아리에 붓고 곶감을 넣는다.

④ 뚜껑을 덮고 10시간쯤 두어 곶감이 알맞게 퍼진 다음 냉장고에 차게 보관한다.

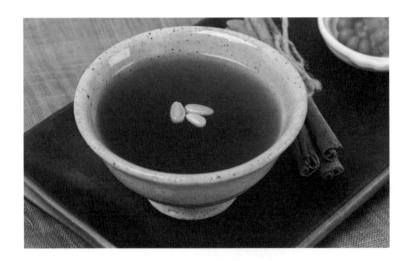

겨울

우리 음식, 우리 건강 김치

독특한 향미와 개운한 맛을 지닌 김치는 예로부터 우리 식탁에 없어서는 안 될 기본 반찬이다.

마늘, 파, 생강, 청각, 갓, 그리고 매운 맛이 어우러진 맛은 우리 민족이 자랑할 만한 식품이다. 부재료로 들어가는 각종 젓갈류, 해산물까지 더해지면 그 맛은 더욱 깊어져서 세계적으로 인기를 모으는 발효식품의 왕자로 군림하기에 부족함이 없는 음식이다. 외국에서는 갈수록 인기가 높아진다는데 우리네 사정은 그 반대라는 보도가 우리를 슬프게 한다. 초등학생 여론조사에서 싫어하는 식품으로 김치가 꼽혔다는 보도였다.

길도 마당도 다 포장되고 김치독 묻을 장소도 마땅찮은 아파트 생활이 점차 보급됨에 따라 김치 담그기를 꺼리거나 담가봐도 맛이 신통찮은 경우가 많다. 아파트의 층이 높을수록 장도 김치도 잘 발효되지 않기 때문이다. 더구나 요즈음은 사철 채소를 구할 수 있고 포장 판매하는 김치가 많아진 탓도 있다. 그러나 제철에 나는 채소로 기본 식

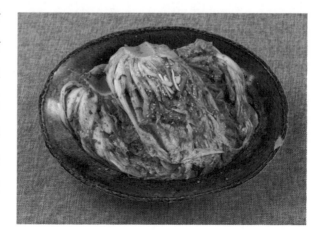

품인 김치를 담가 먹는 것이야말로 건강을 지키는 최고의 비법이다.

예로부터 계절에 따라 담가 먹던 김치가 30여 가지나 된다는 것을 우리는 알고 있다. 봄에는 무를 이용한 나박김치, 햇배추 김치, 여름에는 오이김치, 열무김치 등이 있고, 가을에 들어서면 통배추김치, 깍두기, 알타리 등을 담그고, 동지를 전후해서는 김장김치를 장만한다. 그 외에 갓김치, 파김치, 고들빼기김치, 동치미, 보쌈김치, 호박김치 등과 겨울을 나고 초봄에 먹을 짠지 등 다양한 맛과 종류의 김치를 담근다.

양념, 젓갈, 채소가 어우러져 발효되고 유산균이 만들어지면 비타민 C가 풍부해져서 겨울의 영양소 보급에 필수 역할을 해내게 된다. 이는 소화흡수를 촉진하므로 유산균을 따로 보급할 필요가 없다. 또한 알칼리성 식품으로 산성인 체액을 중화시켜 주는 중요한 역할도 하는 김치는 우리네 밥상에서 절대 소홀히 할 수 없는 식품이다.

김치의 맛은 재료 고르기, 절이기, 버무리기, 저장하기가 모두 적당해야만 제맛을 내므로 전통적인 방법의 지혜에 기대는 것이 좋겠다. 김치의 맛은 숙성과 저장 중의 온도 조건에 크게 좌우되므로 추운 지역에서는 삼삼하게 간을 하고 남쪽으로 내려갈수록 짭짤하게 간을 하면서 젓갈을 많이 사용한다. 즉 시지 않게 방지하는 한편 더워서 땀을 많이 흘림으로써 잃어버리는 염분을 보충하는 훌륭한 지혜였다. 김치를 담는 항아리는 깨끗이 씻어 햇볕에 쏘여 소독하고, 되도록 땅에 묻어 자연 온도에서 익히도록 하면 귀중한 건강을 지켜 주는 맛있는 김치를 담글 수 있다.

무절임김치

재료
무 2개, 실파 50g, 소금 양념 국물(진간장 1/2컵, 생강 1큰술, 고춧가루 4큰술, 현미 오곡죽 1/3컵, 감초물 1컵, 물 2컵, 통깨, 참깨)

만드는 방법

① 무를 5cm 길이로 토막내어 너비 3cm, 두께 5mm로 나박 썰기 한다.

② 실파는 잘 다듬어 4cm 길이로 자른다.

③ 무와 실파에 소금을 뿌려 숨이 죽으면 찬물에 헹구어 꼭 짠다.

④ 진간장, 생강, 고춧가루, 들깨, 현미 오곡가루, 감초물, 참기름, 물을 섞어 만든 양념 국물을 끓여서 무에 붓고 잘 삭힌다.

▶ 배추, 가지, 오이, 호박 등을 이용해서 만들어도 맛있다.

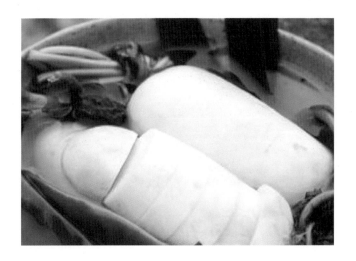

들깨가루 열무김치

재료

열무 3단, 홍고추 5개, 들깨가루 3컵, 고춧가루 1컵, 멸치액젓 2컵, 마늘 2통, 쪽파 반 단

만드는 방법

① 연한 열무를 골라 뿌리까지 흙을 털어내고 깨끗이 씻어 5%의 소금물에 살짝 절였다 건져 낸다. 절여서 준비한 열무는 풋내가 나지 않도록 조심해서 다룬다.

② 홍고추는 채 썰고 쪽파는 5cm 길이로 썰어 놓는다.

③ 고춧가루, 멸치액젓, 들깨가루도 넣고 골고루 섞어서 양념해서 버무린다. 볶은소금으로 간을 조절하여 맛을 낸다.

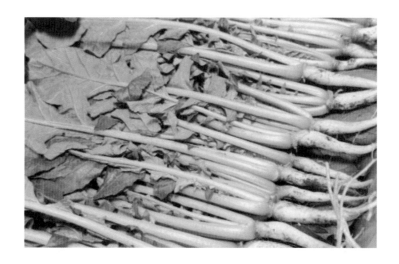

열무국물김치

물김치에는 찹쌀풀이나 밀가루풀을 풀어 넣는 것이 보통이다. 그러나 옛날 어머니들은 칼국수를 만들 때 콩가루를 섞어서 국수를 만들고 그 국수 삶은 물은 김치국물 만드는 데 이용했다. 그 맛을 내려면 밀가루 70%, 콩가루 30%를 섞어서 풀을 쑤어 이용하면 구수하고 담백한 맛이 어우러진 김치를 담글 수 있다.

재료

열무, 밀가루, 콩가루, 파, 마늘, 통고추, 볶은소금, 무

만드는 방법

① 열무를 깨끗이 다듬어 6cm 길이로 잘라서 파와 함께 씻어 물기를 뺀다.

② 무를 채썰기 하여 열무 한 켜를 넣고 맨 위에 홍고추를 곁들여 준다.

③ 밀가루와 콩가루를 7:3 비율로 섞어 풀을 쑨 것으로 국물을 만든다. 이때 볶은소금으로 간을 하여 가라앉힌 물을 넣어 맛있게 익힌다.

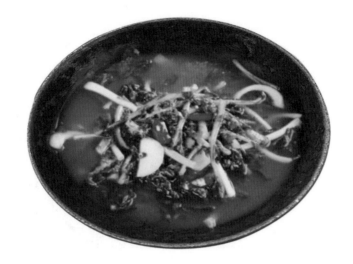

알타리김치

재료

알타리 3단, 오이 5개, 쪽파 반 단, 홍고추 5개, 풋고추 5개, 감자 5개, 마늘, 생강, 볶은소금

만드는 방법

① 오이는 알타리 길이만큼 통으로 자른다.

② 알타리 무를 손질하여 절반으로 자른다. 소금에 약간 절였다가 깨끗이 씻어 체에 건져 물기를 거둔다.

③ 쪽파는 6cm 길이로 자르고 청 · 홍고추는 씨를 빼고 채 썬다.

④ 감자를 껍질째 찐다. 푹 익힌 통감자의 껍질을 벗기고 짓이겨 체에 걸러서 섞는다.

▶ 약수를 쓰면 좋지만 그렇지 못할 때는 수돗물을 항아리에 받아 하룻밤 가라앉힌 다음 위에서 2/3 정도만 따라 쓰도록 한다.

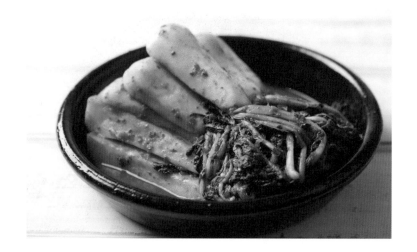

배추김치

우리 식탁에 없어서는 안 될 반찬 김치, 그중에서도 가장 즐겨 먹는 종류가 바로 배추김치이다. 무 속을 많이 넣지 않고 현미 오곡죽을 넣는 것이 이 김치의 특징이다. 짙은 맛이 매력이긴 하지만 빨리 시기 때문에 조금씩 담가 먹어 야 한다.

재료

배추 15포기, 무 2개, 배 2개, 밤 20톨, 미나리 2단, 실파 2단, 갓 1단, 붉은 고추 30개(또는 고춧가루), 마늘 20통, 생강 3큰술, 멸치젓 4컵, 현미 오곡죽 4컵, 통깨 반컵, 볶은소금, 감초물 3컵, 굵은 소금(절임용) 8컵

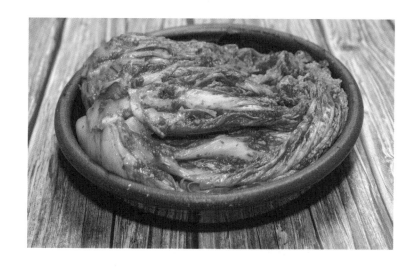

만드는 방법

① 배추 밑둥에서 1/3 정도까지만 칼집을 넣어 손으로 당겨 갈라야 부스러기가 적게 난다. 작은
　것은 2등분, 큰 것은 4등분한다. 큰 그릇에 15%의 소금물을 만들어 손질한 배추를 담갔다 건
　진다. 줄기 부분은 한 장씩 들추며 소금을 조금씩 뿌려준다. 3시간 후에는 위아래를 뒤섞어
　주기 위해 다른 그릇으로 옮겨 담아 소금간이 골고루 배도록 한다. 7시간 정도 지나면 건져서
　여러 개의 그릇에 물을 받으며 여러 번 씻는다. 거친 겉잎은 따로 모아 김치 위에 덮으면 군내
　나는 것을 예방할 수 있다. 양념 맛이 배어 김치찌개, 만두속 만들 때 이용할 수도 있다. 씻은
　배추는 소쿠리에 얹어 물기를 뺀 다음 꼭지를 손질한다.

② 무는 단단하고 싱싱한 것을 골라 말끔히 문질러 씻는다. 될 수 있으면 껍질째 쓰도록 하는 것
　이 좋다. 손질이 끝나면 곱게 채 썬다.

③ 밤, 배도 껍질을 벗겨 채를 썬다.

④ 미나리는 줄기만 다듬어 3cm 길이로 자르고 실파와 갓도 손질해 씻어서 같은 길이로 자른다.

⑤ 마늘과 생강은 껍질을 벗기고 각각 절구에 찧는다. 마늘과 생강을 많이 넣는다고 좋은 것이
　아니므로 적당히 넣도록 한다.

⑥ 고추는 꼭지를 떼고 깨끗이 씻어 2등분하여 씨를 뺀다. 고추를 물에 불려서 분쇄기에 곱게 갈아준다. 고춧가루를 쓰기도 하지만 이 방법으로 하면 색깔도 곱고 매운 맛도 더하여 맛있는 김치를 만들 수 있다.

⑦ 멸치젓에 물을 붓고 달여서 고운 체에 내린다. 비린내가 싫은 사람은 이렇게 달이면 비린내가 없어진다.

⑧ 무채와 양념거리를 버무려 속을 만들고 배춧잎 사이사이에 골고루 넣고 잘 오무려 독에 넣어 익힌다.

▶ 현미 오곡죽 : 현미 50%에 다섯 가지 이상의 잡곡 50%를 섞어 가루를 낸 것으로 묽게 풀쑤어 쓰도록 한다.

백김치

배추로 만든 동치미라고 할 수 있다. 특히 김치국물에 국수나 밥 말아 먹기를 즐기는 이북지방의 별미다. 김치국물이 맑고 달큰하다. 이 김치는 양념은 아주 조금 넣고 속도 많이 넣지 않으며 대신 국물을 많이 하는 시원한 맛을 내는 겨울 음식이다.

재료

배추 10포기, 소금 10컵, 무 5개, 미나리 2단, 갓 1단, 쪽파 반 단, 마늘 10통, 생강 2큰술, 배 5개, 밤 반 되, 대추 반 되, 석이버섯, 표고버섯, 볶은소금, 실고추

만드는 방법

① 15% 소금물에 담갔다 건진 배추의 줄기 부분에 소금을 뿌려 1시간 정도 절인다. 절여진 배추를 깨끗이 씻은 다음 소쿠리에 건져 물기를 뺀다.

② 무를 채 썰고 밤, 대추는 곱게 채친다. 파는 5m 길이로 썰어 놓는다.

③ 마늘, 생강도 곱게 채를 썬다.

④ 냄비에 물을 붓고 표고버섯을 삶는다. 국물은 식혀서 사용하고 버섯은 건져 썰고 김치 속 재료로 쓴다.

⑤ 미나리, 갓은 5cm 정도로 잘라 놓는다.

⑥ 한 손으로 배춧잎을 모아 쥐고 배추 갈피갈피를 펴서 속을 넣는다.

⑦ 속을 넣은 배추는 흐트러지지 않게 겉잎으로 싸서 잘 아무려 항아리에 가지런히 넣는다.

⑧ 김치국물은 배와 양파 간 것을 걸러서 쓰도록 한다. 그런 다음 볶은소금으로 삼삼하게 간을 맞춘다.

⑨ 새우젓에 고춧가루를 조금 넣은 것을 함께 넣어 조금 붉은색을 띠게 할 수도 있다.

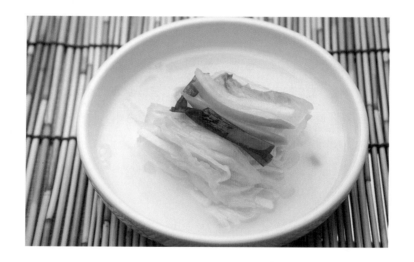

겨자김치

겨자즙을 넣어 매운 맛을 낸 김치로 달콤매콤한 것이 입안을 상쾌하게 만든다. 겨자를 넣어 담근 김치의 중요한 작용으로는 장의 세균을 살균한다는 점이다. 카레는 인도사람들이 즐기는 음식이지만 장의 세균을 없애 주는 작용을 하기 때문에 더운 지방에 사는 사람은 꼭 먹어야 할 음식이다.

배추 5포기, 배 4개, 표고버섯 20g, 미나리 2단, 물오징어 4마리, 파 반 단, 마늘 10통, 생강 2큰술, 감초물 4컵, 실고추 10g, 겨자즙, 볶은소금

만드는 방법

① 배추의 푸른 잎은 따로 떼어 국거리로 사용하고 속 줄기만 사용한다. 3cm 정도로 썰어 5% 소금물에 절인다. 1시간 정도 두었다가 깨끗이 씻어 소쿠리에 건져 물기를 뺀다.

② 미나리도 줄기만 4~5cm 길이로 썬다.

③ 배는 껍질을 벗기고 채 썰고, 표고버섯은 물에 불렸다가 끓는 물에 데쳐 꼭 짜서 채 썬다. 버섯을 데친 국물은 식혀서 김치국물로 쓴다.

④ 마른 오징어는 껍질을 벗기고 손질하여 젓가락 굵기로 4~5cm 길이로 썰어 놓는다.

⑤ 준비해 놓은 배추, 배, 미나리, 버섯, 오징어 등에 양념을 섞고 겨자 소스를 넣어 버무린다. 볶은 소금으로 간을 하여 항아리에 꼭꼭 눌러 담은 다음 2~3시간 후에 볶은소금으로 간을 맞춘 다음 버섯 물을 잘박잘박하게 붓는다.

녹즙발효물김치

녹즙은 다량의 비타민 C를 비롯하여 무기질, 효소 등의 영양 사계절과 함께 하는 우리 음식 영양소를 고루 갖추고 있어 체액의 정화, 조직세포의 생성 및 신진 대사를 활발하게 하지만 마시고 남은 것을 보관할 수가 없다. 이것을 적절히 이용하는 방법으로 물김치 담그기를 들 수 있다.

재료

붉은고추 · 풋고추 각각 5개, 돌나물과 얼갈이 배추 2근, 무 2개, 쪽파 10쪽, 생강 1큰술, 마늘 2통, 오곡죽 2컵, 녹즙 2컵

만드는 방법

① 오곡가루로 풀을 쑤고 풋고추 30%에 뿌리와 잎의 비율을 3:2로 섞은 5가지 이상의 야채
   를 70%를 합하여 녹즙을 간다.

② 채소류는 깨끗이 씻어서 소금으로 절여둔다.

③ 미리 쑤어둔 풀에 준비된 양념류를 섞어 버무린 후 이를 김치에 넣고 다시 버무린다.

④ 물과 녹즙을 섞어 넣는 것을 맨 마지막에 한다.

⑤ 녹즙에 참기름을 한 방울 떨어뜨리면 장의 흡수를 돕는다.

⑥ 4~5일이 지나서 먹도록 한다.

갓절임김치

갓을 시들시들하게 말렸다 볶은소금물에 담그는 김치이다. 먹을 때 조금씩 꺼내서
물에 헹구어 물기를 빼고 멸치액젓, 고춧가루, 오곡조청, 깨소금을 넣은 양념장에 버
무려서 먹는다.

소금물에 익힌 그대로 먹어도 입맛을 돋운다. 국물에는 통밀 국수를 말아 먹어도
맛있다.

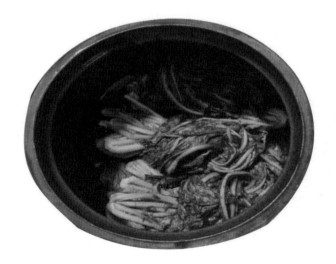

재료

갓 20kg, 볶은소금 2kg

만드는 방법

① 된서리가 내리기 직전에 거둬들인 갓을 그늘에서 하루 동안 두어 시들시들하게 한 다음 깨끗이 씻어서 소쿠리에 건져 둔다.

② 볶은소금을 뿌려 절인 후 하루를 재운다.

③ 응달진 곳에 김치 항아리를 묻고 절여놓은 갓과 웃소금을 켜켜로 차곡차곡 담는다.

④ 절일 때에 생긴 국물을 붓고 짚을 덮은 다음 꼭꼭 눌러 준다.

⑤ 1개월이 지나면 맛있게 먹는다.

갓김치

독특한 향기와 톡 쏘는 맛이 시원하다. 불그레한 국물도 특이하다. 돌산갓을 사용해도 좋고 붉고 가느다란 갓을 이용해도 된다. 짭짤하게 담근 갓김치는 겨울은 물론 봄, 여름까지 두고 먹을 수 있는 맛깔스런 김치다.

▶ 담글 때 오미자 줄기를 넣으면 생강 비슷한 맛을 내며 훨씬 향기롭다.

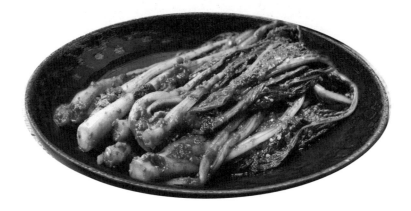

재료

갓 20kg, 볶은소금, 멸치젓(맑은 정국), 고춧가루 500g, 쪽파 2kg, 오미자 줄기, 현미 오곡죽 5공기, 마늘

만드는 방법

① 갓을 깨끗이 손질하여 맑은 물에 씻어 볶은소금물에 절였다가 건진다.

② 고춧가루, 다진 마늘, 파, 멸치젓, 현미 오곡죽을 넣고 버무린다.

③ 갓을 한 줌씩 가지런히 항아리에 넣으면서 오미자 줄기를 세워 얹는다.

④ 켜켜로 차곡차곡 넣은 다음 웃소금을 치고 돌로 꼭꼭 누르고 국물이 그 위까지 올라오도록 해서 익힌다.

고들빼기김치

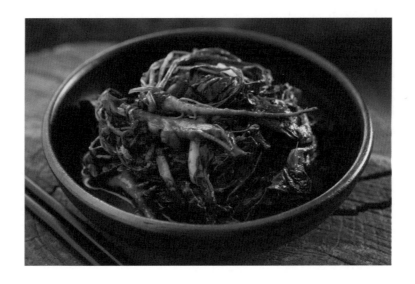

재료

고들빼기 2kg, 토판염, 멸치국물 1.5컵, 통깨 반 컵, 실파 1단, 오곡조청 1컵, 마늘 5통, 고춧가루, 생강

만드는 방법

① 깨끗이 씻은 고들빼기를 간간한 소금물에 담가 둔다. 일주일쯤 지나면 쓴 맛이 우러난다.

② 삭힌 고들빼기를 깨끗이 씻는다.

③ 현미 오곡죽을 끓인데다 멸치국물, 고춧가루를 넣고 불린 다음 마늘, 생강, 오곡조청, 통깨, 5cm 길이로 자른 실파 등을 넣고 저어 젓국양념으로 버무려 항아리에 눌러 담는다.

장아찌

장아찌를 담그려는 재료는 항상 소금에 절여 물기를 뺀 다음 된장 또는 고추장에 넣도록 해야 한다.

고춧잎장아찌

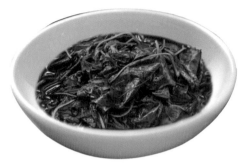

삶지 않고 소금에 절여 물기를 살짝 뺀다. 김치 양념으로 맛을 내고 된장을 얹어 푹 삭힌다.

무장아찌

무 썰어 말린 것을 조선간장에 담가 쪼글쪼글해지면 고추장에 박는다. 무 한 켜를 깔고 무 2배 분량의 고추장 덮기를 반복한다.

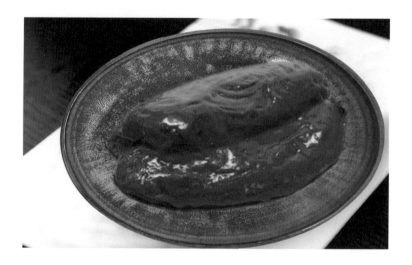

건강차

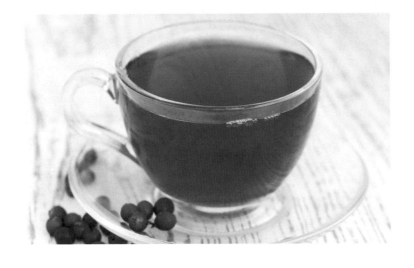

커피 전문점은 날이 갈수록 늘어가고 청량음료를 습관적으로 찾게 되는 요즈음엔 인삼차, 유자차 등 특정 상품 외에 고유의 우리 차를 맛보기가 더욱 힘들어지고 있다. 고유차는 향미가 뛰어날 뿐 아니라 약리 효과도 대단하다. 오미자차를 비롯하여 한방 재료이기도 한 구기자, 결명자, 솔잎, 매실, 치커리, 옥수수 수염 등을 이용하여 건강차를 만들어 먹으면 건강에도 좋고 맛도 일품이다.

오미자차

오미자를 우려 만든 우리 음료이다. 기침이 나고 목이 쉬었을 때 또는 식은땀이 나거나 혈압이 높을 때 마시면 효과가 있다. 오미자는 일반적으로 강장제로 좋다. 차게 식혀서 먹을 수도 있고 화채를 만드는 데 쓸 수 있다. 겨울에는 더운 차로 마신다.

재료

오미자 50g, 잣 20g, 조청 600g, 물 2*l*

만드는 방법

① 생수를 끓인 다음 섭씨 30˚C 정도까지 식힌 물에 오미자를 깨끗이 씻어 10시간 이상 담가서 빨간 물을 우려낸다.

② 오미자 물에 조청을 타서 다시 끓인 후 잣을 띄운다.

결명자차

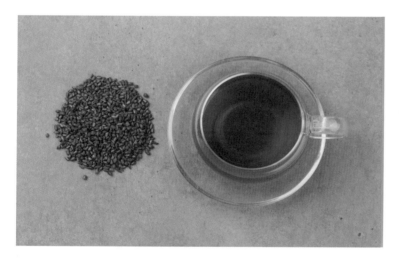

재료

결명자 50g, 감초 10g, 조청 300g, 물 2*l*, 생강 약간

만드는 방법

① 껍질 벗긴 생강을 얇게 저며서 넣고 끓인다.

알아두면
좋아요!

차의 적정 온도
차의 깊은 맛을 느낄 수 있는 가장 적당한 온도는 차의 종류에 따라 조금씩 차이가 있겠지만 대체로 60~80˚C가 적당하다.
팔팔 끓는 물을 사용하면 카페인이 많이 녹아 나오므로 맛도 쓸 뿐 아니라 뜨거운 음식이나 차가 식도와 위 내부를 자극하기 때문에 식도암 등의 발생 요인이 될 수도 있다.

② 생강 물이 우러나면 생강을 건져낸 다음 결명자와 감초, 조청을 넣고 팔팔 끓인다.

솔잎차

솔잎을 우려 만든 차이다. 솔향기가 풍기는 솔잎차에는 비타민 C가 들어 있으므로 피로를 풀고 병을 막는 저항력을 키우는 데 도움을 준다.

재료

솔잎 300g, 잣 20g, 조청 600g, 물 2*l*

만드는 방법

① 솔잎을 깨끗이 씻어 물기를 뺀다.

② 사기 단지에 솔잎을 꼭꼭 눌러 담는다. 거기에 끓였다가 섭씨 60°C 정도까지 식힌 물을 부은 다음 뚜껑을 덮어서 10시간 동안 둔다.

더덕차

특이한 냄새와 단맛이 나는 더덕차는 인삼차와 같이 보혈 강장작용을 하여 혈압을 낮추어 준다.

재료

더덕가루 6~10g, 조청 200g

만드는 방법

① 물에 가루를 넣고 20~30분간 끓인다.

② 조청을 타서 마신다.

살구씨차

재료
살구씨, 꿀

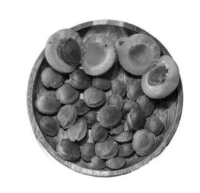

만드는 방법
① 살구씨를 그늘에서 말려 분말로 만든다.
② 따뜻한 생수에 꿀과 함께 타서 먹는다.

▶ 살구씨는 거담제로도 쓰인다.

치커리차

치커리는 고대 이집트에서 간장의 벗으로 불렸을 정도로 탁월한 강장제이다. 이뇨
제로도 널리 쓰인다.

재료
말린 치커리, 조청

만드는 방법
말린 치커리를 달여서 조청을 타서 먹는다.

매육엑기스차

매육엑기스는 1년 동안 보관해도 상하지 않기 때문에 넉넉히 만들어 두고 먹어도
좋다. 피로회복에 좋으며, 몸 안의 독소를 몸 밖으로 배출시킨다. 세균성 환자나 결

핵환자에게 유용하다. 숙취에도 좋은 것으로 알
려져 있다.

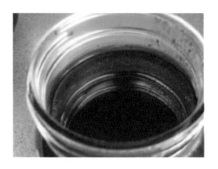

재료
매육엑기스, 조청, 생수

만드는 방법
매육엑기스를 물 한 컵에 콩알만큼만 넣어도 새콤한 맛을 낸다. 여기에 조청을 타서 먹는다.

구기자차
구기자는 독성이 없어 많이 먹어도 부작용이 없는 약제로 강장제와 해열제로 널리
쓰인다.

재료
구기자, 대추, 조청

만드는 방법
① 찬물에 구기자와 대추를 같은 양으로 넣고 10분
　정도 우린다.
② ①을 끓여서 조청을 타서 먹는다.

맥문동차
맥문동은 노인들에게 좋은 약재로 체력 감퇴를 막고 사지통, 신경통, 류머티즘에
좋다.

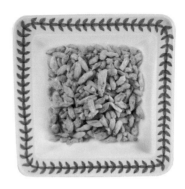

재료

맥문동, 감초, 조청

만드는 방법

맥문동과 감초를 반반씩 넣고 끓여서 조청을 타서 먹는다.

다시마차

다시마 가루를 주원료로 하여 만든 차이다. 동맥이 굳어지는 것을 막으며 대장염, 신장염에도 효과가 있다. 또한 다시마에는 칼슘과 요오드 외에 알칼리성 무기질이 많아 고혈압을 억제하고 혈압을 내리는 작용을 한다.

재료

다시마가루 15g, 조청 100g, 물 1ℓ

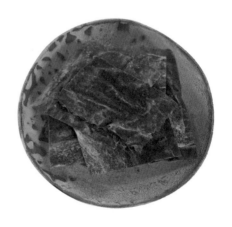

만드는 방법

물에 다시마를 넣고 5~15분간 끓여 조청을 타서 마신다. 다시마 차는 당분을 넣지 않아도 먹기 좋다. 소금을 타서 먹어도 된다.

감잎차

비타민 C의 섭취를 위해 권장할 만한 것이 감잎차를 수시로 마시는 것이다. 시중에서 파는 잘 정제된 감잎차도 좋지만 직접 만들어 먹으면 더욱 좋다.

감잎을 채취하는 시기는 6월에서 10월 사이면 무방하지만 가장 좋은 시기는 7, 8월이다. 오전 11시에서 오후 1시 사이의 태양광선이 가장 강할 때 채취하는 것이 좋다. 채취한 감잎은 실에 꿰어서 그늘에서 말려야 한다. 감잎은 열성이 강하므로 겹쳐서 사흘 정도 말린 뒤 주맥을 떼어내고 3mm 이하로 잘게 썰어둔다. 썬 감잎을 소쿠리에 담고 수증기로 1분 30초 정도 찐 뒤 꺼내어 30초 정도 식혔다가 다시 1분 30초를 찐다. 보관할 때 금속 용기는 피하고 습기도 피해야 한다. 비닐봉지로 싼 후 창호지에 말아서 보관하는 것이 좋다.

차를 만들 때는 질그릇이나 찬그릇에 감잎차를 넣고 생수를 약 55°C 정도로 따뜻하게 데운 후 20~30분 정도 우려서 차로 마신다. 20분 정도 지나면 감잎은 건져 두고 다음에 두세 번 더 우려서 마셔도 된다. 물 1ℓ에 감잎 5g 정도가 적당하다. 물 속에 감잎을 오래 두면 탄닌 성분의 과다로 변비가 유발될 수 있으므로 주의하여야 한다. 그리고 감잎차만 지나치게 마시면 산소 결핍이 우려되므로 생수와 번갈아 가며 마시는 것이 좋다.

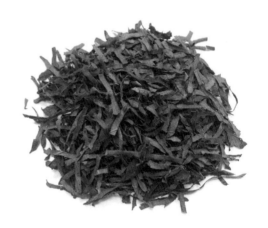

회복식, 죽과 미음

죽은 환자 혹은 위장이 약해 소화 능력이 부족한 사람이 치료와 영양의 목적으로 먹을 수 있는 식사이다.

특히 단식을 준비하는 과정, 단식 후의 보식에는 절대 필요한 음식이다.

단식 준비식으로는 쌀 알갱이가 있는 죽에서 묽은 미음으로, 보식의 경우에는 반대의 방법으로 농도를 조절해서 먹으면 위에 부담과 장애를 주지 않는 최선의 방법이 된다.

죽의 재료로는 쌀을 위주로 해서 팥, 현미, 콩, 잣, 깨, 산나물, 녹두, 호박, 전복, 밤 등을 꼽을 수 있는데 모두 다른 향과 맛의 특징이 있다. 병약자는 물론 건강한 사람도 부드러운 음식이 먹고 싶을 때 또는 별식으로 먹을 수도 있다.

이때 곡류로만 할 수도 있고 곡물류에 채소를 넣은 죽, 어패류를 넣은 죽, 견과류를 넣은 것 등 여러 가지로 변형시킬 수가 있다. 요령은 쌀의 7배 정도의 물을 붓고 중간 불로 서서히 끓여야 맛있는 죽이 된다. 냄비는 두꺼운 것일수록 좋고 나무주걱을 사용하는 것이 바람직하며 조선간장이나 볶은소금으로 간을 한다.

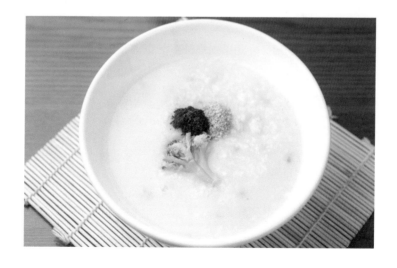

잣죽

불로장생 식품으로 알려진 잣에는 단백질이 풍부하고 철분과 비타민 C도 풍부하다.

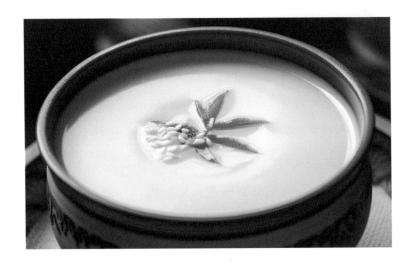

재료(5인분)

현미 컵, 잣 반컵, 물 7컵, 볶은소금 1/2찻술, 조청 조금

만드는 방법

① 현미는 씻어 3시간 이상 충분히 불려 소쿠리에서 건진다.

② 잣알에서 고깔을 떼어 낸다.

③ 현미와 잣을 각각 갈아서 체에 내린다.(건더기 채로 죽을 쑤면 조금 거칠기는 해도 영양면에서 훨씬 우수하다.)

④ 두꺼운 냄비에 체에 내린 것의 윗물을 붓고 따끈해지면 쌀앙금과 잣을 넣고 나무주걱으로 저으며 서서히 끓인다.

⑤ 걸쭉해지면서 익으면 볶은소금을 넣고 뜸을 들인다.

전복죽

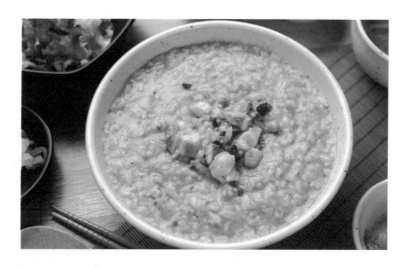

재료(5인분)

전복 1kg, 현미 100g, 파 50g, 참기름 20g, 유정란 3개, 깨소금, 볶은소금, 간장 조금

만드는 방법

① 현미는 3시간 이상 불려서 소쿠리에 건져 놓는다.

② 전복은 소금물에 깨끗이 씻어서 얇게 썰어 잘게 다져 놓는다.

③ 두꺼운 냄비에 전복을 넣고 볶다가 물을 붓는다. 현미를 넣고 끓어 넘치지 않도록 불을 조절하며 뜸이 푹 들도록 끓인다. 볶은소금과 간장으로 간을 하고 파, 유정란을 풀어 넣어 먹는다.

무염일죽

열흘 또는 보름에 하루씩 소금을 섭취하지 않는 날을 두는 것이 좋다. 이로써 그간 혹시 과잉섭취된 염분이 있었다면 조절이 되고 신체 부분적으로도 염분의 농도가 균등하게 조절되게 하기 때문이다. 이 무염일을 끝내고 먹는 죽으로는 양파, 당근, 마늘, 아욱, 열무에 현미가루를 조금 넣어 끓인 무염일 죽이 좋다.

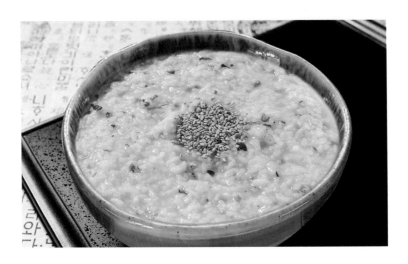

녹두미음

몸 속의 독소를 밖으로 내보내는 일을 하는 것으로 알려져 있다. 건강을 잃어 기진 맥진했을 때 좋은 음식이다.

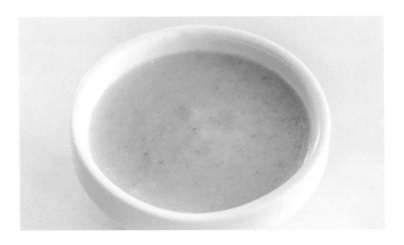

현미 300g, 녹두 300g, 볶은소금 조금

만드는 방법

① 녹두와 현미를 깨끗이 씻어 두꺼운 냄비에 물을 넉넉히 붓고 녹두와 현미가 푹 익어 퍼질

  때까지 끓인다. 현미가 퍼지려면 오랜 시간이 걸린다.

② 다 퍼지면 체에 걸러서 볶은소금으로 간을 한다.

인삼미음

현미 찹쌀이나 차조에 밤, 대추, 인삼을 넣어 끓인 것으로 생식을 하고 난 다음이

나 단식 후의 보식으로 아주 좋다.

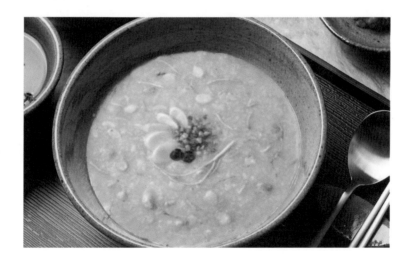

재료

차조(또는 현미 찹쌀) 50g, 밤 50g, 대추 30g, 인삼 1뿌리, 소금, 오곡조청 조금

① 차조는 깨끗이 씻어 3시간 이상 담갔다가 소쿠리에 건져 놓는다.

② 대추는 씻어서 반으로 썰어 놓는다.

③ 준비한 재료는 모두 솥에 앉히고 약한 불로 2시간 정도 끓인다.

대추미음

여름철에 이유식으로 사용할 수 있는 미음이다. 달콤하고 향긋한 대추의 향미가 일품이다.

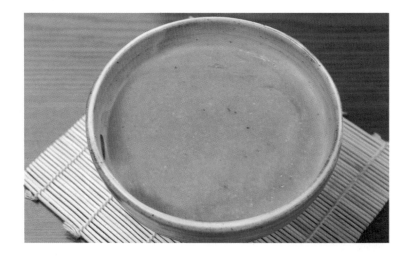

재료

대추 500g, 현미 찹쌀 250g, 볶은소금 조금

만드는 방법

① 대추와 현미 찹쌀을 깨끗이 씻어서 솥에 앉히고 끓인다.

② 대추와 찹쌀이 완전히 풀어지면 체에 내려 볶은소금으로 간을 맞춘다.

부록

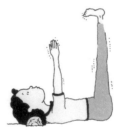

1. 서의학 6대 법칙

인간의 골격, 근육, 신경, 혈관, 내장 등을 잘 연구해 보면, 다른 요추동물들과 다름없이 모두 네 발로 걷고 있는 것을 볼 수 있다. 사람의 척추도 원래 들보의 역할로 사용되는 극히 이상적인 구조이지만 우리들 인류는 진화의 도중에 직립했기 때문에 들보로 설계된 척추를 기둥의 기능으로 사용하게 되어 갖가지 무리가 생기고 여기서 많은 질병이 우리들에게 붙어 다니게 된 것이다.

그리고 인류의 문화에는 여러 가지 부자연스러운 제약이 있기 마련이어서 우리들의 건강을 늘 위협하고 있다. 그래서 이러한 각종 부조화를 교정하고 건강한 생활을 확보하기 위해서 한 일본인 의사가 서의학 6대 법칙이라고 불리는 평상(平床), 경침(硬枕) 이용, 붕어 운동, 모관(毛管)운동, 합장합척운동, 등배(背腹)운동을 고안했다.

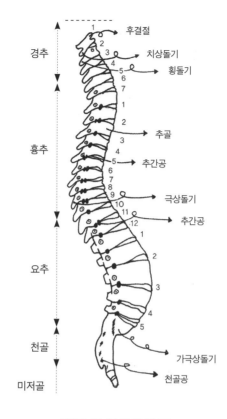

경추

후결절

치상돌기

횡돌기

흉추

추골

추간공

극상돌기

추간공

요추

천골

가극상돌기

천골공

미저골

〈우리 몸 등뼈의 구조〉

1) 평상(平床)

단단하고 편평한 마루에서 잔다. 이불은 춥지 않을 정도로 얇고 가벼운 것이 좋다. 두꺼운 이불을 덮던 사람이라면 점차 얇은 것으로 바꾸도록 한다.

이것은 척추 전후의 부정을 바로잡는다. 또한 흉곽을 넓히므로 폐장이 좋아지고, 신장을 부자연스런 압박으로부터 해방시켜 그 기능을 촉진한다. 이밖에 피부의 기능과 혈액순환을 좋게 하는데, 이로써 수면시간이 단축되고 아침에 일어나면 기분이 상쾌해진다.

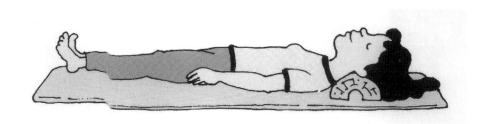

2) 경침(硬枕) 이용

나무로 만든 것으로 크기는 본인의 약지의 길이를 반경으로 한 반원형(半圓形)의 것이다.

경침 위에 경추 제3, 제4(목덜미의 연한 부분)가 닿도록 한다. 이때 후두부의 굳은 부위에 닿지 않도록 한다. 아픔을 느끼는 사람은 타월 등을 대고 익숙해지면 빼낸다.

이것에 의해서 경추의 부정이 교정되기 때문에 두통, 견비통, 손의 마비, 귀, 눈, 코, 인후 등 여러 가지 병에 효과가 있다.

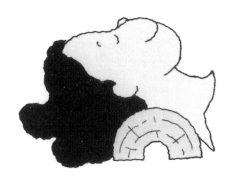

3) 붕어운동

똑바로 누워 몸이 일직선이 되도록 펴고 발끝을 무릎 쪽으로 당겨 발목과 직각이 되게 한다. 두 손을 목 뒤로 깍지끼고 경추 4번과 5번을 손가락으로 눌러 준다. 이 상태로 팔을 지면과 수평으로 펴고 붕어가 헤엄치듯 몸을 좌우로 흔들어 준다. 아침, 저녁, 1, 2분간 실시하면 좋다. 붕어운동은 척추를 바르게 해주고 장의 운동을 촉진해 변비를 예방하고 숙변 배설을 돕는다.

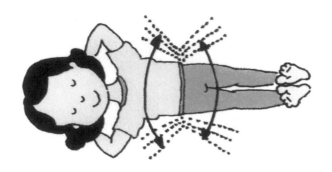

〈스스로 할 때〉

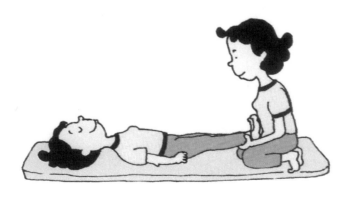

〈다른 사람이 붕어운동을 시켜줄 때〉

4) 모관운동(모세혈관운동)

모세혈관운동은 혈액순환의 원동력이 되고 있는 51억 개의 모세혈관 중 38억 개가 집중되어 있는 팔과 다리를 떨어줌으로써 혈액순환을 촉진시켜 주는 운동이다.

이 운동은 혈액순환이 촉진될 뿐만 아니라 림프액의 이동과 교체가 활발해진다. 또한 글로뮈(모세혈관과 세동맥과 세정맥 사이를 잇는 가는 관, 제3의 혈관이라고도 한다.)의 활동과 재생을 도와 인체를 젊게 만든다.

똑바로 누워 팔과 다리를 몸과 90° 각도로 들어올린 뒤 무릎 쪽으로 당겨 발목과 직각이 되게 한다. 그런 상태에서 손과 발을 떨어준다. 이를 아침, 저녁으로 1분 내지 2분간 실시한다.

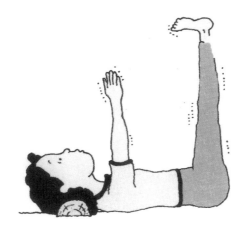

5) 합장합척운동

누운 상태에서 손바닥과 발바닥을 맞댄다. 합장한 손을 머리 위로 밀었다가 다시 가슴까지 당기고 다시 머리 위로 밀기를 반복한다. 발은 손과 같은 방법으로 하되 폭을 자기 발넓이의 1.5배로 한다. 이를 1, 2분간 되풀이한 뒤 손과 발을 모은 채 2, 3분간 명상에 잠긴다. 이 운동을 하면 몸의 힘이 증진되고 아랫배가 강해지므로 지구력이 강화된다. 임산부의 경우 자궁이 튼튼해져 순산할 수 있고 거꾸로 선 아이도 바르게 된다.

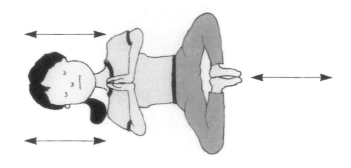

6) 등배운동

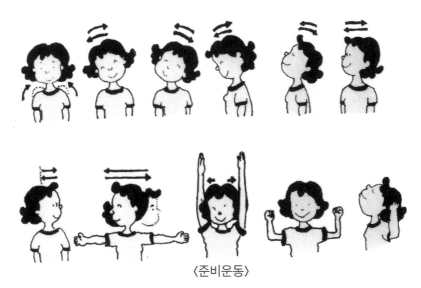

〈준비운동〉

먼저 준비운동을 한다.

① 책상다리를 한 채 똑바로 앉아 양쪽 어깨를 열 번 올렸다 내렸다 한다.

② 턱을 당긴 상태에서 머리를 오른쪽 어깨를 향해 열 번 젖혔다 펴기를 반복한다.

③ 왼쪽 어깨를 향해 똑같이 실시한다.

④ 머리를 앞으로 열 번 숙인다.

⑤ 턱을 앞으로 당긴 상태에서 머리를 뒤로 열 번 젖힌다.

⑥ 오른쪽으로 뒤돌아보기를 열 번 실시한다.

⑦ 왼쪽으로 뒤돌아보기를 열 번 실시한다.

⑧ 두 팔을 수평으로 벌리고 고개를 좌우 1회씩 돌린다.

⑨ 손바닥은 쭉 편 상태에서 두 팔을 수직으로 위로 올리고 고개를 좌우 1회씩 돌린다.

⑩ 엄지손가락을 힘껏 감싸 쥐고 팔을 직각으로 굽혀 수평으로 내린다.

⑪ ⑩의 모양을 뒤로 최대한으로 젖히고 동시에 머리도 젖혀 턱을 위로 올린다.

다음 본격적인 운동으로 들어간다.

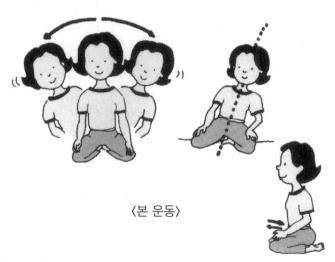

〈본 운동〉

책상다리를 하거나 무릎을 꿇고 앉는다. 준비운동 후에 하는 이 운동은 몸을 곧추세워 좌우로 흔드는 운동과 배를 내밀고 들이미는 두 가지 동작을 동시에 하는 것이다. 몸이 중앙에 올 때는 배를 들이밀고 몸이 좌, 우로 기울 때에는 배를 내민다. 몸을 좌우로 흔들면 체액은 산성으로 기울고 배 운동을 하면 알칼리성으로 기울게 되어 결국 체액이 중화된다.

이 운동은 단전에 힘을 모아 주고 장의 운동을 촉진시켜 숙변 배설을 도우며 변비를 예방한다. 자기 암시가 가장 잘 듣는 운동으로 이때 좋은 암시를 계속 준다. "나는 반드시 나을 수 있다.", "해낼 수 있다."…….

2. 물·공기요법

풍욕

공기를 이용한 치료에서 피부작용을 왕성하게 함으로써 공기 속에 들어 있는 산소와 질소를 받아들여 에너지 대사를 도와주며 체내의 일산화탄소를 이산화탄소로 바꾸어 체외로 배설함으로써 건강한 신체를 만들어 준다.

방법

창문을 완전히 열어 공기 소통이 잘 되게 하고, 담요(여름에는 얇은 이불)를 준비한다. 그리고 팬티나 브래지어를 벗고 공기를 쏘이는 것이 좋다.

처음에는 나체로 20초간 있다가 곧바로 이불로 온몸을 감싸고 1분간 가만히 있는다.(머리만 노출) 다시 나체로 30초간 있다가 이불을 감싸고 1분간 가만히 있는다. 이런 식으로 벗는 시간이 횟수에 따라 달라진다.

건강한 사람은 방바닥이나 의자에 앉아서 하는 것이 좋다. 환자는 누운 채로 이불을 덮었다 열었다 한다. 이때 보호자가 도와주도록 하고, 옷을 벗는 것이므로 남이 안 보이는 차단된 장소가 좋다.

주의할 점

① 이불이나 담요를 쓰고 있을 때, 환절기에는 따뜻한 것을 쓰고, 몸을 감싸고 있

을 때는 땀이 나지 않을 정도의 온도를 유지한다.

② 감싸고 있는 시간은 적절히 길어져도 좋지만 나체로 있는 시간은 엄수한다.

③ 나체 중에는 신체의 굳어진 부분을 마찰시키거나 혹은 붕어운동, 모관운동, 합장 합척운동, 등배운동 등을 하는 것이 좋다.

④ 시간과의 관계 : 원칙적으로는 해뜨기 전과 해진 후에 실행한다. 병약자는 정오경의 제일 따뜻한 시간대에 시작하여, 매일 30분 내지 1시간씩 당겨서 오전 5~6시경에 할 수 있도록 한다.

⑤ 식사와의 관계 : 식사 전이라면 식사시간 한 시간 전부터 시작하고, 식사 후라면 종료 30분 내지 40분 후에 시작한다. 즉 식사 전후 30~40분의 간격을 둔다.

⑥ 목욕과의 관계 : 목욕 전에는 상관이 없지만 목욕 후에는 한 시간 이상 간격을 둔다.

⑦ 횟수 : 원칙적으로는 1일 3회이지만, 1일 아침 2회 혹은 1일 1회라도 실행하면 좋다.

⑧ 기간 : 시작한 후 30일간은 절대로 쉬지 말고 계속하고 2일 내지 3일 쉬고, 또 계속 행하는 식으로 약 3개월 남짓 한다.(고질병환자는 3개월 계속 4회 반복, 즉 약 1년간에 걸쳐서 한다.)

⑨ 계절과의 관계 : 이 요법의 효능은 여름이나 겨울이나 거의 같다. 건강관리의 의미로 행할 경우에는 아침이 좋고, 증상에 따라서 시간에 관계없이 실행해도 좋다. 암의 치료처럼 1일 8회부터 11회를 실행할 때는, 미리 계획을 세우지 않으면 많은 횟수를 실행하기가 어렵다.

⑩ 풍욕의 원리 : 암을 비롯한 만병의 근원인 일산화탄소(CO)는 산소를 공급하면 탄산가스(CO_2)가 되어 배설된다.

이처럼 물요법은 물의 생명력과 물 속에 들어 있는 산소, 그리고 각종 미네랄을 피부로 흡수하며 물의 온도 조절로 체액의 정상화를 꾀하는 것이다.

냉온욕

냉온욕은 찬물과 더운물에 번갈아 들어가는 목욕법으로 림프액을 정화시키고 순환을 촉진하여 피로회복을 촉진시켜 준다. 또한 글로뮈의 기능을 강화시켜 각종 신체 이상을 극복할 수 있는 인체 회복력을 길러 준다.

냉탕이 없을 경우 찬물을 끼얹어도 무방하다. 이때 온탕의 온도는 41°C에서 43°C 사이, 냉탕의 온도는 14°C에서 18°C 사이가 좋다.

우선 냉탕에서 1분간 몸을 담근 후 온탕에 들어가 다시 1분간 몸을 담그기를 8회 내지 11회 반복한다. 냉탕에서는 몸의 굳어진 곳이나 염증 부위를 주무르는 등 몸을 움직여 주고 온탕에서는 가만히 있어야 한다.

온탕에 들어가면 몸은 알칼리성으로 기울고 냉탕에 들어가면 산성으로 기울어 냉온탕을 거듭함에 따라 체액이 중성 내지 약알칼리성으로 개선된다. 다만 수축성 간경변증과 류머티즘 관절염 환우는 온탕에서 나온 후 찬물을 가볍게 끼얹고 탕 밖에서 1분간 쉬었다가 온탕에 들어간다. 38°C 이상의 열이 있는 환우는 냉온욕을 삼간다. 고혈압, 협심증, 부정맥이 있는 환우는 냉탕을 하지 말고 가볍게 끼얹는 식으로 목욕한다.

주의할 점 : 때밀이수건, 비누, 한증막은 삼간다.

25분 냉욕

냉수에 20분 동안 몸을 담그고 조용히 앉아 있다가 나머지 5분 동안 운동을 하는 목욕법이다. 과잉 섭취한 당분이나 알콜의 해소에 좋다. 20분 몸을 담그고 있는 동안 몸이 심하게 떨리는 사람은 설탕이나 알콜을 과잉 섭취한 사람이다.

25분 이상 찬물에 있으면 산과잉이 되므로 시간을 정확히 맞추어야 한다. 25분 냉욕이 끝난 후 몸이 떨리지 않을 때까지 보통의 냉욕을 실행한다.

20분 온욕

몸 안에 과잉 섭취된 지방 및 당분, 알코올 등을 연소시키는 방법이다. 처음에 2분 30초부터 시작해 점차 시간을 늘려 20분 온욕을 하도록 한다. 이때 온탕의 온도는 41~43°C로 냉탕은 14~18°C로 한다.

1회 2분 30초 온욕한 뒤 1분간 냉수에 몸을 담근다.
2회 5분간 온욕한 뒤 1분간 냉수에 몸을 담근다.
3회 7분 30초간 온욕한 뒤 1분간 냉수에 몸을 담근다.
4회 10분간 온욕한 뒤 1분간 냉수에 몸을 담근다.
5회 12분 30초간 온욕한 뒤 1분간 냉수에 몸을 담근다.
6회 15분간 온욕한 뒤 1분간 냉수에 몸을 담근다.
7회 17분 30초간 온욕한 뒤 1분간 냉수에 몸을 담근다.
8회 20분간 온욕한 뒤 1분간 냉수에 몸을 담근다.

20분 온욕 중 맥박이 증가되거나 호흡 곤란 등이 일어날 수 있으므로, 전문가의 적절한 조언과 지도에 따라 실시한다. 또한 20분 온욕 전에는 충분한 물, 소금, 비타민 C를 공급하는 것이 중요하다.

각탕

발한을 목적으로 하는 열요법으로 고열이나 미열 등 열이 나는 병 일체를 말한다. 신장병, 부종, 불면증, 당뇨병, 기침, 감기 등이 잘 낫는다.

방법

각탕기나 양동이에 40°C 되는 더운물을 준비하고, 눕거나 의자에 앉아서 발을 물 속에 넣어 무릎 아래쪽까지 잠기게 한다. 무릎부터 상체까지 담요나 이불로 덮는다. 온도를 올릴 때는 전열기를 이용하거나, 주전자로 뜨거운 물을 계속 부어가며 온도를 조절하도록 한다.

온도와 시간

각탕을 하는 시간은 평균 20분인데 물의 온도를 점점 올리면서 다음과 같이 실행한다. 섭씨 40°C에서 5분간, 43°C에서 5분간, 각탕 후에 준비한 냉수에 담근다. 냉수의 온도와 시간은 다음과 같다. 14°C일 때 2분 30초, 18°C일 때 3분 30초. 찬물에서 꺼내면 물기를 잘 닦고 편히 누워 쉬면서 모관운동을 한다.

20분 각탕법과 발한

각탕은 차가워지기 쉬운 하지혈액의 알칼리성 정도를 높이고, 동시에 발한을 촉진하는 방법으로 20분 이내라도 충분히 땀이 나면 목적이 달성된다.

발한이 안 되는 사람은 15분쯤 지난 뒤에 뜨거운 물을 조금씩 마신다.

각탕 후에 바로 옷을 바꿔 입는다든가 하여 몸을 식히는 일이 없도록 하고, 땀이 흠뻑 날 때까지(보통 40분) 더운 채로 누워 있어야 한다. 2시간 후에 비로소 땀이 나는 사람도 있다.

주의할 점

발한 후에는 2시간 30분 이내에 생수와 염분 그리고 비타민 C를 섭취한다. 보통의 경우 식염은 각탕 전에 2g, 끝난 후에 2g, 발한이 심할 때 다시 2g을 한 시간쯤 후에 음식에 묻혀서 먹는다. 20분 각탕 후에 모관운동을 해두는 것이 안전하다.

각탕을 행하는 시간은 원칙적으로 오후 3시 이후가 좋다(열이 높을 때는 15시, 18시, 21시 3회를 실행함).

3. 독소 제거 요법들

관장법

장내의 독소를 중화하고, 대장으로부터 조직에 수분을 공급한다. 어린이가 급히 기운이 없어지고 자리에 맥없이 누울 때, 어린이가 발열할 때, 어른이라도 발열할 때, 뇌출혈, 중풍 등의 발작의 경우에도 우선 관장을 하고 배변하는 것이 첫째로 취해야 할 방법이다. 일사병이나 뇌염의 의심이 있을 경우에도 즉시 관장을 한다. 단, 단식 중에는 1일 1회 실시한다.

방법
준비물

관장기, 미지근한 물, 마그밀액, 볶은소금, 올리브오일류나 참기름

관장액을 만들기

어른의 경우 물의 양은 500~1,000cc, 1세 미만은 30~40cc, 1~3세는 100~300cc 정도. 이때 물은 26~27°C 되는 미지근한 물에, 마그밀액 10cc와 볶은소금 5g 정도 넣어 희석시킨다. 관장기를 관장액 속에 넣어서 물이 잘 통과되는지 확인한다.

① 환자의 자세는 오른쪽이 방바닥에 닿게 하여 옆으로 눕는다. 입을 벌리고 배에 힘을 빼고 조용히 기다린다.
② 시술자는 환자의 뒤에 앉아서 올리브유나 참기름을 항문 주위와 관장기의 끝에 바르고, 관장기 끝을 흙색 부분까지만 항문에 가만히 삽입시킨 후, 천천히 주입시킨다. 관장하는 도중에 변의가 있을 때는 30초 내지 1분간 쉬었다가 다시 주입시킨다. 환자가 견딜 수 있을 만큼만 주입해야 한다.
③ 관장이 끝나면 체위를 반대로 바꾸고, 항문에 힘을 주어 20여 분간 참는다. 그 사이에

시계 방향으로 배를 쓰다듬거나 붕어운동을 한 후에 화장실에 간다.

④ 상황에 따라서 전혀 변이 나오지 않을 수도 있는데, 이것은 수분이 흡수된 것이므로 나오지 않아도 좋다.

주의할 점

① 관장은 편리하고 귀중한 배변 수단이지만 남용은 삼간다.

② 주입은 아주 천천히 한다. 관장기를 삽입할 때는 기름을 잘 발라서 항문이나 직장을 상하지 않도록 주의한다.

③ 관장액의 온도가 너무 차도 안 되고 너무 뜨거워도 안 된다.

④ 관장액은 대부분이 생수이어야 한다. 끓인 물 식힌 것이나 증류수는 관장의 목적을 충분히 달성할 수 없다.

⑤ 관장수에는 마그밀액과 볶은소금, 물 이외에는 쓰지 않는다.(마그밀이 없으면 아무것도 넣지 않아야 한다.)

조식 폐지

생리적으로 볼 때 오전은 배설의 시간이다. 몸 안에 있는 각 기관이 전날 체내에 잔류했던 요산 등 독소를 배설하기 위해 활발히 움직이는 것이다. 그런데 아침에 식사를 하게 되면 인체 장기들이 새로 들어온 음식물을 소화시키는 운동을 해야 하므로 독소 배설량이 적어진다.

실험에 따르면 오줌 속에 나오는 독소 배설량은 몇 끼를 먹느냐에 따라 달라진다. 아침, 점심 두 끼를 먹는 사람은 체내 잔류한 독소량을 100%라고 할 때 66%밖에 배설하지 못한다. 하루 세 끼를 먹는 사람은 75%를 배설한다. 점심, 저녁 두 끼를 먹는 사람은 100%를 배설한다. 오후 2, 3시경 한 끼 먹는 사람은 127%(그 전에 몸에 묶어 있는 독소량 포함)를 배설한다. 그러므로 독소를 배설하는 데 있어 가장 이상적인 식사는 하루

한 끼를 오후 2, 3시경 먹는 것인데, 일상적인 생활을 할 때에는 아침을 먹지 않는 1일 2식이 바람직하다.

앞서 말했듯이 오전은 아직 소화기간이 음식물을 섭취할 준비가 안 되어 있기 때문에 이런 상태에서 갑자기 음식물을 먹는 것은 건강에 도움이 안 된다. 1일 2식을 하게 되면 영양 과잉을 어느 정도 막게 되므로 각종 성인병에 걸릴 확률이 적어진다.

단식

단식은 칼을 대지 않는 수술이다. 가장 무해한 자연치료법이며 인체를 대청소하는 최대의 기회이다. 대부분의 질병은 숙변(宿便)에서 온다고 보면 된다. 배변을 못하면 독소가 체내에 정체하게 되고, 그 독소가 혈관을 타고 온몸을 돌면서 각종 질환을 일으키는 것이다. 그런 의미에서 숙변은 만병의 근원인 셈이다.

이처럼 우리 몸에 무해한 숙변을 제거하는 혁명적인 방법인 단식을 통해 체질을 개선하는 것은 신체 이상 극복의 첫걸음이다.

단식은 무조건 굶는 것이 아니라 계획적이며 과학적으로 음식을 제한하고 금하는 것이다.

그러므로 단식은 많은 인내와 전문적인 지식이 필요하므로 반드시 전문가의 조언에 따라 행하는 것이 좋다.

단식에 들어가기 전에 감식 과정을 거쳐야 하고, 본격적인 단식 중에는 물, 소금, 비타민 C를 적절히 공급해야 한다. 물은 하루 2,500cc 정도, 소금은 죽염이나 볶은소금으로 약 8g, 비타민 C는 감잎차로 약 3, 4컵 먹어야 한다. 또한 숙변 배설을 도와주는 마그밀이나 피마자기름, 차전자씨, 상쾌효소 등을 하루에 두 번 복용하고, 하루 한 번씩 관장을 해야 한다. 단식 중 한두 번 복부 된장찜질이나 두부찜질을 하여 숙변 배설을 도와주고 운동요법을 병행해야 한다.

된장찜질

된장찜질을 하면 열이 빠지고 변통이 생기며 호흡이 쉬워지고, 소변이 나오며 복수가 흡수된다. 그래서 복막염, 뇌일혈, 중풍, 폐결핵, 장결핵, 결핵성복막염, 심장결핵, 늑막염, 복부팽만, 변통불량, 발열 등의 증상에 응용하면 탁월한 효과를 볼 수 있다.

준비물

시판되는 된장 2~3국자, 온 찜질팩, 복대, 거즈 50~60cm, 비닐 40~50cm, 반창고 또는 명함 크기의 두꺼운 종이

만드는 방법

① 거즈 위에 된장을 부어서 그 위에 비닐을 덮고, 가로 세로가 30~40cm, 두께는 5mm 정도 되게 손으로 넓힌다. 복부 모양이나 직사각형이 되게 한 다음 여분의 거즈를 된장의 위로 접어 올린다.

② 배꼽에 된장물이 들어가지 않게 반창고나 두꺼운 종이로 바르고 거즈 쪽이 복부에 닿도록 붙인다.

③ 온찜질팩을 그 위에 올리고 복대로 고정시킨 다음 전기에 코드를 연결시켜 찜질을 시작한다.

④ 찜질하는 시간은 4시간 정도이고 찜질하는 동안 눕거나 앉는다. 찜질을 할 때 화상을 입지 않도록 온도 조절을 적당히 해야 한다.

주의할 점

① 배변을 돕기 위해 찜질을 시작할 때 관장액을 30~50cc 주입할 수도 있다.

② 된장찜질을 할 때 배가 아프면 변통이 생기는 것이므로 이때 붕어운동을 실시하면 다량의 변을 볼 수 있게 된다.

③ 된장찜질은 한 번에 끝낼 수도 있지만, 일주일이나 10일 또는 그 이상 연속하는 수도 있다.

마그밀요법

우리가 섭취한 음식물은 생명유지와 활동에 필요한 에너지를 제공하고 필요 없게 된 나머지는 땀, 호흡, 피부, 소변, 대변을 통해 몸 밖으로 내보내게 된다. 이 과정에서 대장에 변이 모이게 되는데, 이때 배설과정이 완전하지 않아 숙변이 대장 안에 머물게 된다. 이것이 장벽에 밀착되어 있거나 작은 주머니를 부풀려 그 속에 박혀 있는 까닭에 장 점막에 변화를 일으켜서 일종의 독소가 생기게 된다. 그래서 장의 혈관이 손상된 정도와 장소에 따라 직접 뇌의 질환이 되기도 하고 다른 기관의 기능 장애를 일으키기도 한다. 이로 인해 전신의 피돌기가 원활하지 못하게 되고 심장, 신장, 폐 등에 질병의 원인을 만든다.

이 문제의 숙변을 배설하기 위해 마그밀을 복용하는 것을 권한다. 마그밀은 숙변을 배제하는 작용과 아울러 상처를 고치는 효능을 가졌는데, 특히 상처 치유의 능력은 획기적인 효능이라 할 만하다.

보통의 하제(下劑)는 설사를 유발, 영양분의 흡수를 방해할 뿐 아니라 장벽을 손상시킨다.

장의 내용물이 장을 통과하는 속도가 증가하면 그 속도의 6배의 중량의 것이 밀려나가는 것이 되어 대단한 중압이 장벽에 작용, 장 점막에 크고 작은 무수한 손상을 주게 된다. 이때 장은 급격하게 수축작용을 일으키려고 하여 경련 상태가 되거나 경우에 따라서는 장벽을 손상시키거나 위험한 설사를 유발하는데 그럴 염려가 없는 마그밀의 존재는 참으로 귀중하다.

복용법

① 건강에 큰 문제가 없는 사람은 매일 아침 기상 직후 또는 취침 전에 한 번씩 2~4
알을 복용한다. 또는 아침, 저녁에 복용하기도 한다. 매일 먹기 번거로우면 일주
일에 하루를 정해 6~8알을 2~3회 복용한다.

② 6개월~1년을 주기로 잡아 기상과 취침 시에 4알씩 복용한다. 특히 고혈압 환자에
게는 뇌일혈의 예방이 되며 임신 중에 복용해도 무방하다.

③ 변비가 심하거나 위·십이지장궤양 환자, 기타 질병에 복용할 때는 전문가와 상
의한다.

④ 어린이에게 1~2알을 매일 밤 취침 전에 먹이도록 한다.

⑤ 마그밀과 올리브유를 1:1로 섞은 마그밀 올리브유를 피부병(습진, 건선, 벌레 물린
데), 티눈, 외상에 바르면 효과를 볼 수 있다. 올리브유를 섞을 때는 먼저 마그밀을
곱게 가루로 만든 다음(유제는 그대로 써도 무방하다.) 올리브유를 조금씩 떨어뜨리
면서 잘 섞도록 한다.

겨자찜질

겨자찜질을 하는 목적은 몸의 표면에 발적을 일으켜서 내부의 울혈이 흩어지게 하는
데 있다. 결국 세균의 먹이를 몸의 표면에서 빼앗아 균을 죽이는 방법으로, 인후부, 복
부, 흉부 등에 많이 사용한다.

폐렴, 기침, 감기, 요통, 좌골신경통, 관절염, 디스크, 신경통, 견비통, 각종 통증, 중이
염, 충수염, 피로회복, 초조감, 히스테리, 월경통 등에 효과가 있다.

준비

겨자가루와 감자가루(또는 우리 밀가루), 거즈와 비닐

만드는 방법

① 겨자와 감자가루를 적당히 혼합하여 따뜻한 물로 반죽한다.

② 거즈 위에 ①의 반죽을 올리고 그 위에 비닐을 덮어 납작하게 만든다.

▶ 팩을 만들 때 주의할 점은 3mm 정도의 두께에 환부의 크기만큼 잘 조절하도록 한다.

붙이는 방법

거즈가 피부에 닿도록 겨자를 환부에 붙이고 나서 2~3분 후에는 거즈의 모서리를 들어 보아 피부의 발적이 어느 정도인가를 보고 붉게 되었으면 바로 거즈를 옮긴다.

5분 이내에 붉게 되는 것은 효과가 잘 나타난 것으로 증상도 가볍다는 것을 나타낸다.

만약 20분이 지나도 붉게 되지 않거나, 붉게 되어도 바로 퇴색하는 것은 중증이다.

폐렴 등의 경우 20분이 되어도 붉게 되지 않을 경우에는 일단 중지하고, 피부에 마그밀액을 바르고 40~50분 후에 다시 겨자찜질을 실시한다.

이 방법을 몇 번이고 반복해서 붉게 될 때까지 한다.(횟수는 보통 1일 1회지만 때로는 2회를 해도 무방하다.)

주의할점

① 붉게 되지 않는다고 해도 20분 이상은 붙여두면 안 된다.

② 발적이 소실한 뒤에 겨자찜질 때문에 피부가 거칠어진 경우에는 마그밀액을 바르면 좋다.

③ 겨자가 없을 경우에는 생강, 고추, 후추 등을 대용으로 쓸 수도 있다.

마고약요법

육종, 악성종양 등 각종 암, 간염, 간경화, 관절 염좌, 종기, 동통, 근염, 중이염, 충수염 등에 효과가 있다.

준비

마(山藥) 20g, 토란 20g, 우리 밀가루 40g, 볶은소금 10g, 묵은 생강 10g

만드는 방법

① 1마(山藥) 20g, 토란 20g, 우리 밀가루 40g, 볶은소금 10g, 묵은 생강 10g의 비율로 준비한다.

② 마와 토란은 껍질째로 실 뿌리가 그을 정도로 숯불에 가볍게 구워 껍질을 벗긴다. 약간 구운 마와 토란을 강판에 갈거나 녹즙기로 간다.

③ 우리 밀가루와 볶은소금에 껍질을 벗긴 후 깐 생강을 잘 혼합하여 절구통에 찧는다.

④ 잘 혼합된 마고약을 용기에 담아 보관한다. 다만 장기간 보관할 때는 보존제를 사용해야 한다.

붙이는 방법

환부의 크기만큼 거즈와 비닐을 잘라서 준비한다. 거즈 위에 마고약을 한두 수저 덜어서 그 위에 비닐을 덮고 손으로 문질러 3mm 두께로 납작하게 편다. 그리고 거즈 쪽이 환부에 닿도록 하여 4시간 내지 7시간 이상 붙여 둔다.

만약 환부에 열이 있으면 3~4시간마다 바꿔 붙여야 한다.

마고약이 말랐을 때는 새로 갈아주어야 한다. 마르면 효과가 없다.

주의할 점

① 마고약을 붙인 곳의 피부가 헐어서 가려운 것은 마와 토란이 덜 구워졌거나 피부가 약하기 때문이므로, 일시 중지하고 그 부위에 마그밀이나 죽염수를 바른다. 이때 마나 토란을 너무 구우면 효과가 없게 된다.

② 마고약 찜질을 하면 전체가 붉게 부어오르는 일이 있는데, 이것은 효과가 나타나기 시작한 것이므로 중지하지 말고 계속 해야 한다.

③ 종양의 경우 흰 거품 같은 것이 나오는데, 드디어는 종양이 분해되게 된다.

④ 종기에 붙여 구멍이 나면 피가 나올 때까지 짜서 심을 빼고 그 위에 마고약 찜질을 계속한다.

⑤ 마고약이 말라서 떨어지지 않을 때는, 생강을 갈아서 즙을 만들어 닦으면 깨끗이 떨어진다.

⑥ 인후의 이상은 인후가 나쁜 쪽 무릎에 이상이 있는 것이므로, 마고약 찜질을 하면 좋다. 슬관절(무릎 관절) 약간 윗부분을 눌러서 아픈 쪽이 환부이다. 마고약은 무릎관절의 전면과 측면에 붙이고, 무릎관절 뒤의 오금에는 붙이지 않는다.

⑦ 17세에서 25세 사이의 냠녀에게 하루 건너 한 번씩 취침시 양쪽 무릎에 마고약 찜질을 7회 하면 키가 커지고, 20세 이후에는 결핵이 예방된다.

⑧ 적절한 운동은 폐와 호흡기에 활력을 주며 정상혈압을 유지시키고 적혈구 생산을 증진한다. 심근을 강하게 해주고 콜레스테롤을 감소시켜 성인병을 예방해 준다. 또한 정신적인 긴장과 불안을 해소시키는 데도 도움이 된다.